治療・ケア

精神・心理

付録

チョコチョコ使えるポケット・マニュアル

豆チョコ

脳神経ケア

東京労災病院脳神経外科 **氏家 弘** 監修

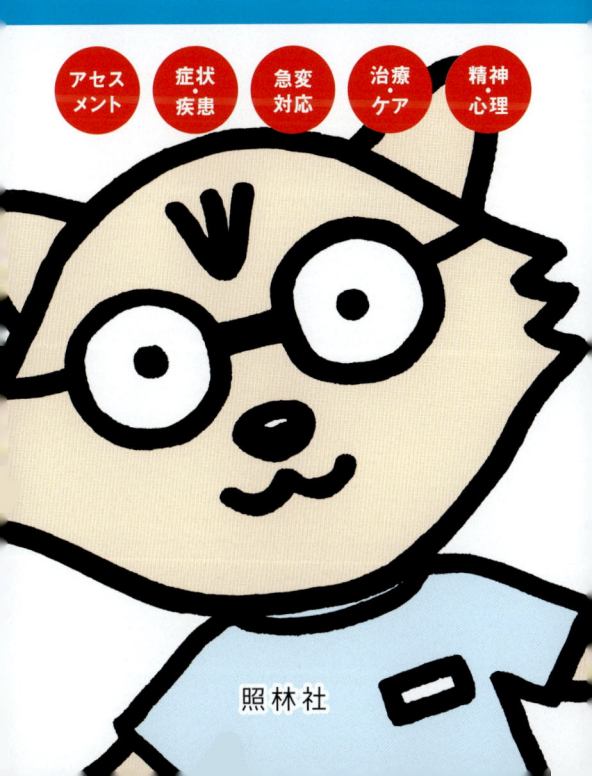

- アセスメント
- 症状疾患
- 急変対応
- 治療ケア
- 精神心理

照林社

口絵
脳神経系の全体像

神経系

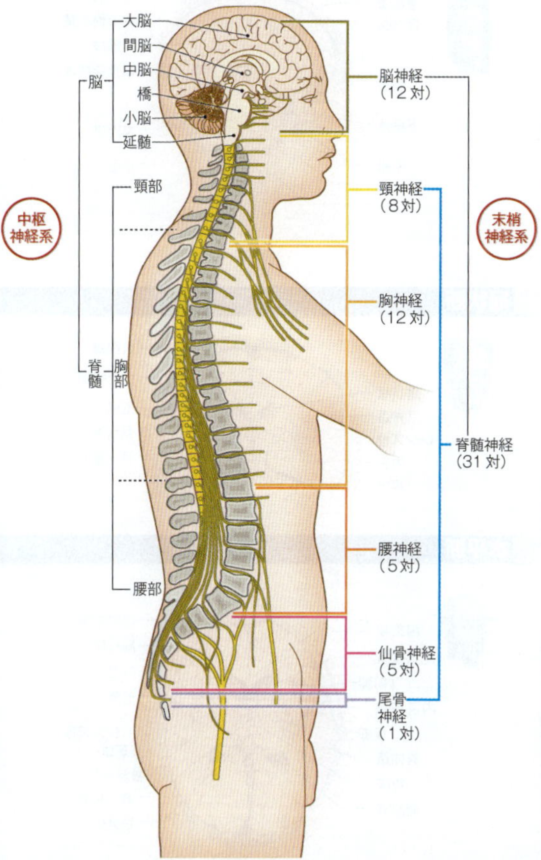

- 中枢神経系
  - 脳
    - 大脳
    - 間脳
    - 中脳
    - 橋
    - 小脳
    - 延髄
  - 脊髄
    - 頸部
    - 胸部
    - 腰部

- 末梢神経系
  - 脳神経（12対）
  - 脊髄神経（31対）
    - 頸神経（8対）
    - 胸神経（12対）
    - 腰神経（5対）
    - 仙骨神経（5対）
    - 尾骨神経（1対）

口絵
脳の矢状断、冠状断、水平断

矢状断

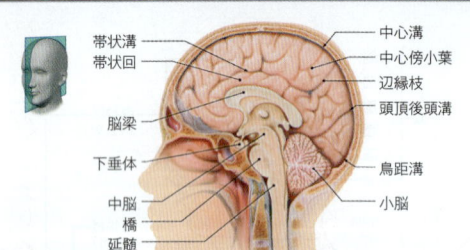

- 帯状溝
- 帯状回
- 脳梁
- 下垂体
- 中脳
- 橋
- 延髄
- 中心溝
- 中心傍小葉
- 辺縁枝
- 頭頂後頭溝
- 鳥距溝
- 小脳

冠状断

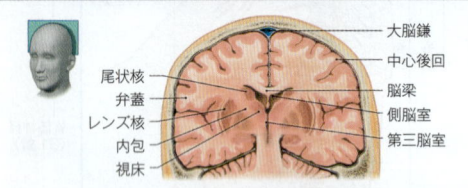

- 尾状核
- 弁蓋
- レンズ核
- 内包
- 視床
- 大脳鎌
- 中心後回
- 脳梁
- 側脳室
- 第三脳室

水平断

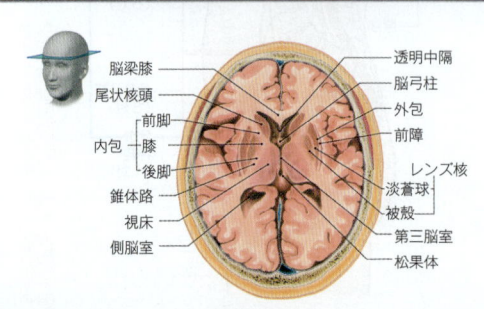

- 脳梁膝
- 尾状核頭
- 内包 ─ 前脚
- 内包 ─ 膝
- 内包 ─ 後脚
- 錐体路
- 視床
- 側脳室
- 透明中隔
- 脳弓柱
- 外包
- 前障
- レンズ核 ─ 淡蒼球
- レンズ核 ─ 被殻
- 第三脳室
- 松果体

脳の外面

主な脳溝と葉

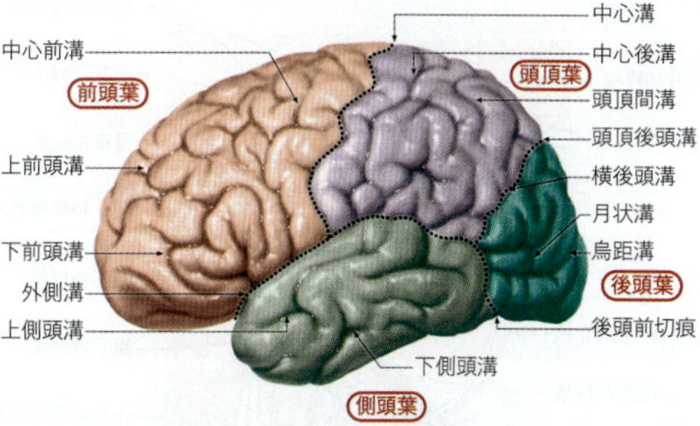

前頭葉／頭頂葉／後頭葉／側頭葉

- 中心前溝
- 上前頭溝
- 下前頭溝
- 外側溝
- 上側頭溝
- 下側頭溝
- 中心溝
- 中心後溝
- 頭頂間溝
- 頭頂後頭溝
- 横後頭溝
- 月状溝
- 鳥距溝
- 後頭前切痕

脳の機能局在

- 中心溝
- 一次運動野
- 中心前回
- 前頭葉
- 前頭葉連合野
- 運動性言語中枢（ブローカ野）
- 嗅覚野
- 外側溝（シルビウス溝）
- 側頭葉
- 体性知覚野
- 頭頂葉
- 頭頂後頭溝
- 後頭葉
- 視覚野
- 感覚性言語中枢（ウェルニッケ野）
- 聴覚野

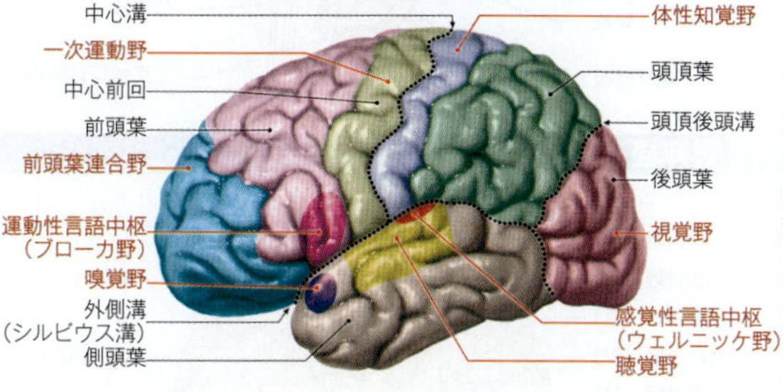

●大脳皮質の機能局在

運動野	前頭葉（中心前回）
体性感覚野	頭頂葉（中心後回）
視覚野	後頭葉（楔部）
聴覚野	側頭葉（横側頭回）
嗅覚野	前頭葉（直回）
言語野	ブローカ野（運動性言語中枢）：前頭葉（下前頭回後部） ウェルニッケ野（聴覚性言語中枢）：側頭葉（上側頭回後方）

口絵
脳の内側面

脳幹と神経核

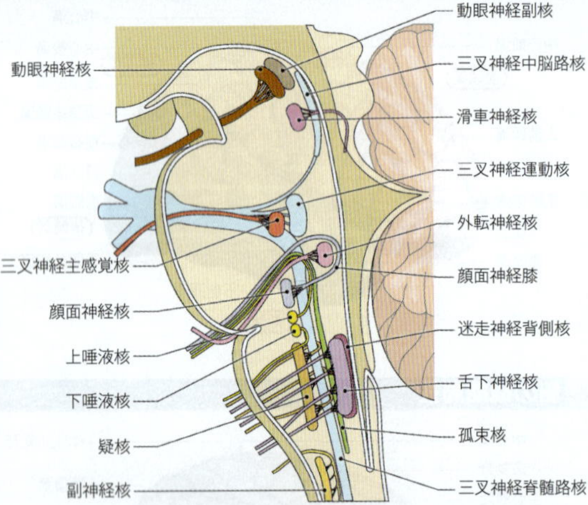

- 動眼神経核
- 三叉神経主感覚核
- 顔面神経核
- 上唾液核
- 下唾液核
- 疑核
- 副神経核

- 動眼神経副核
- 三叉神経中脳路核
- 滑車神経核
- 三叉神経運動核
- 外転神経核
- 顔面神経膝
- 迷走神経背側核
- 舌下神経核
- 孤束核
- 三叉神経脊髄路核

脳神経

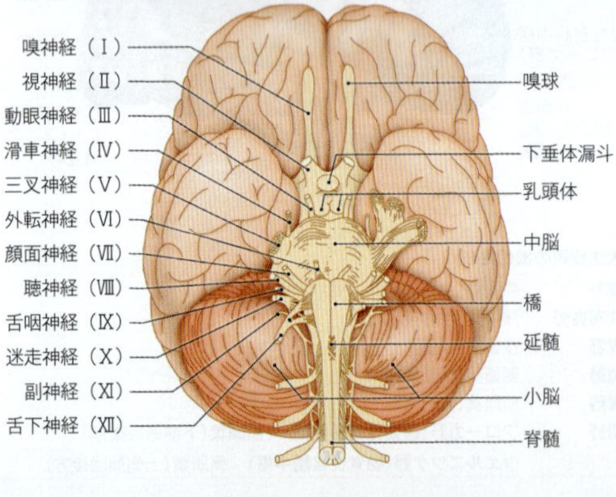

- 嗅神経（Ⅰ）
- 視神経（Ⅱ）
- 動眼神経（Ⅲ）
- 滑車神経（Ⅳ）
- 三叉神経（Ⅴ）
- 外転神経（Ⅵ）
- 顔面神経（Ⅶ）
- 聴神経（Ⅷ）
- 舌咽神経（Ⅸ）
- 迷走神経（Ⅹ）
- 副神経（Ⅺ）
- 舌下神経（Ⅻ）

- 嗅球
- 下垂体漏斗
- 乳頭体
- 中脳
- 橋
- 延髄
- 小脳
- 脊髄

脳の動脈

側面から見た脳の動脈

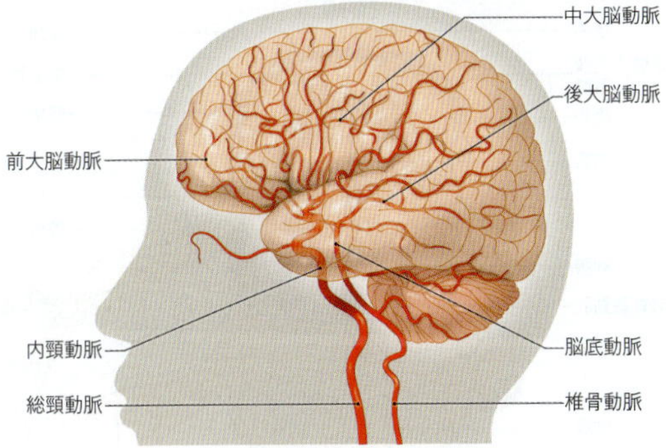

- 中大脳動脈
- 後大脳動脈
- 前大脳動脈
- 脳底動脈
- 内頸動脈
- 総頸動脈
- 椎骨動脈

上から見た脳の動脈

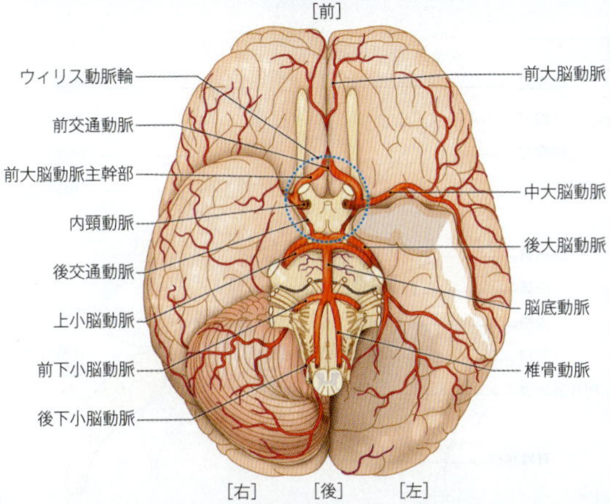

[前]

- ウィリス動脈輪
- 前交通動脈
- 前大脳動脈主幹部
- 内頸動脈
- 後交通動脈
- 上小脳動脈
- 前下小脳動脈
- 後下小脳動脈
- 前大脳動脈
- 中大脳動脈
- 後大脳動脈
- 脳底動脈
- 椎骨動脈

[右] [後] [左]

口絵
脊髄

脊髄の断面

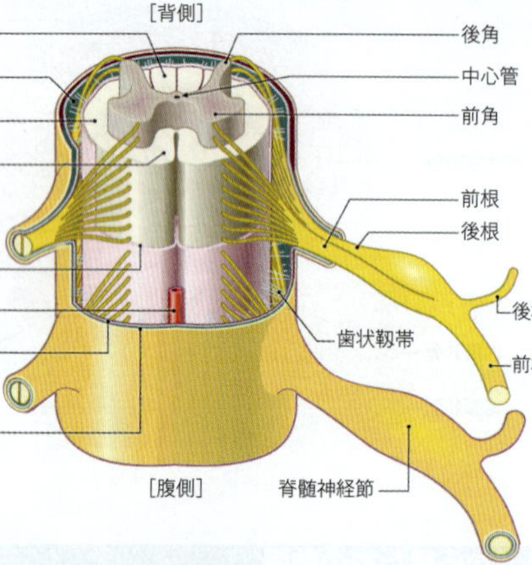

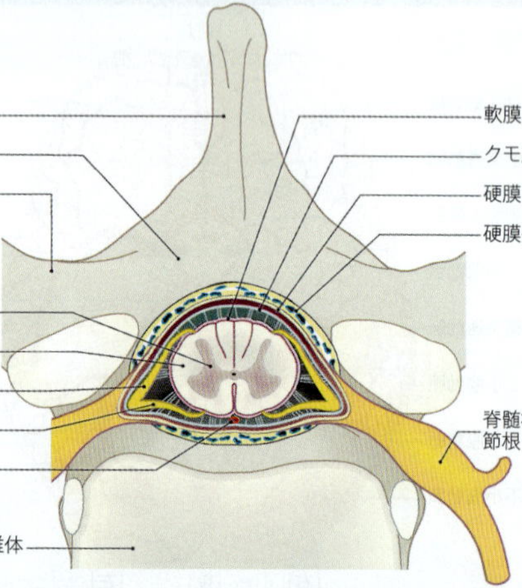

髄膜・脳脊髄液の循環

髄膜の構造

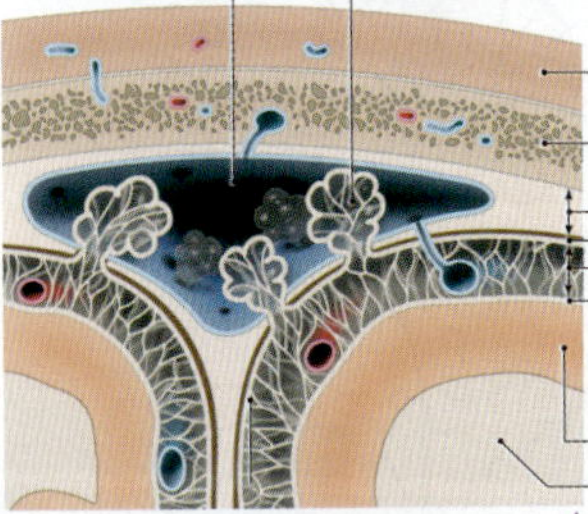

上矢状静脈洞　クモ膜顆粒

- 頭皮
- 頭蓋骨
- 硬膜 ┐
- クモ膜 │
- クモ膜下腔 ├ 髄膜
- 軟膜 ┘
- 大脳灰白質
- 大脳白質

脳脊髄液の循環

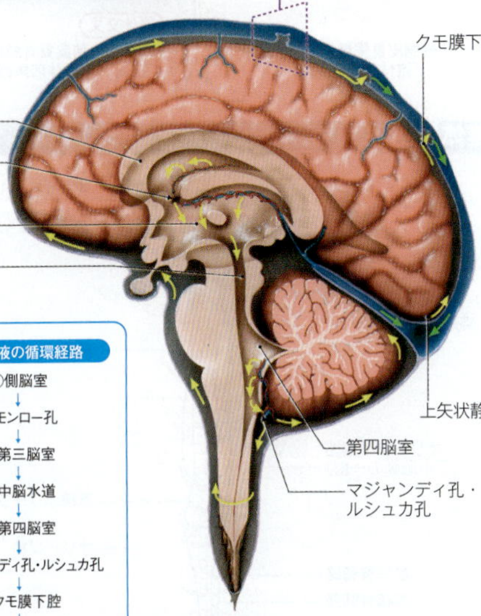

- クモ膜下腔
- 側脳室
- モンロー孔
- 第三脳室
- 中脳水道
- 上矢状静脈洞
- 第四脳室
- マジャンディ孔・ルシュカ孔

脳脊髄液の循環経路
①側脳室
↓
②モンロー孔
↓
③第三脳室
↓
④中脳水道
↓
⑤第四脳室
↓
⑥マジャンディ孔・ルシュカ孔
↓
⑦クモ膜下腔
↓
⑧上矢状静脈洞（静脈系へ）

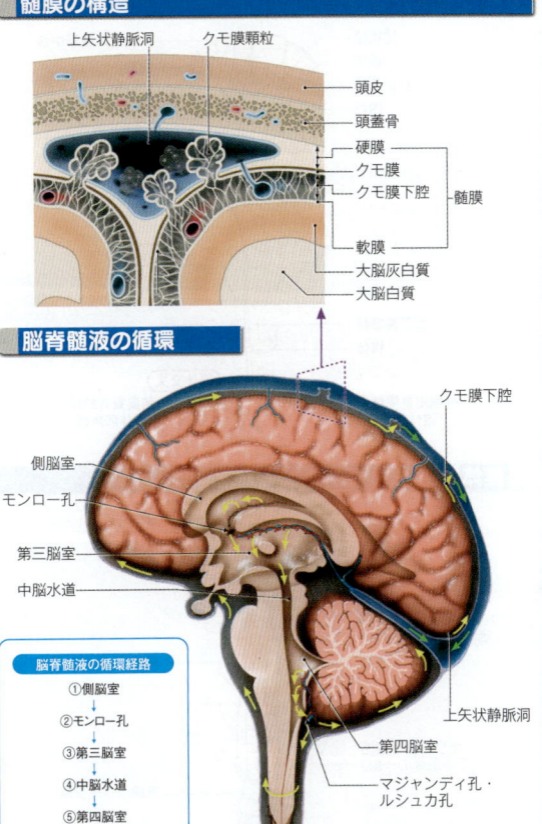

口絵
錐体路、錐体外路

錐体路

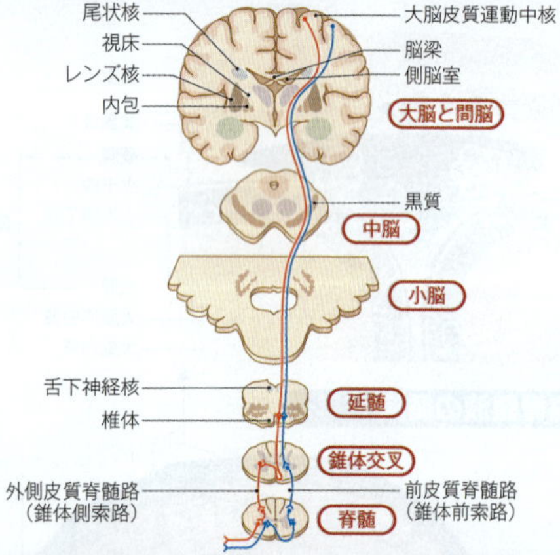

- 尾状核
- 視床
- レンズ核
- 内包
- 大脳皮質運動中核
- 脳梁
- 側脳室
- 大脳と間脳
- 黒質
- 中脳
- 小脳
- 舌下神経核
- 椎体
- 延髄
- 錐体交叉
- 外側皮質脊髄路（錐体側索路）
- 前皮質脊髄路（錐体前索路）
- 脊髄

錐体外路

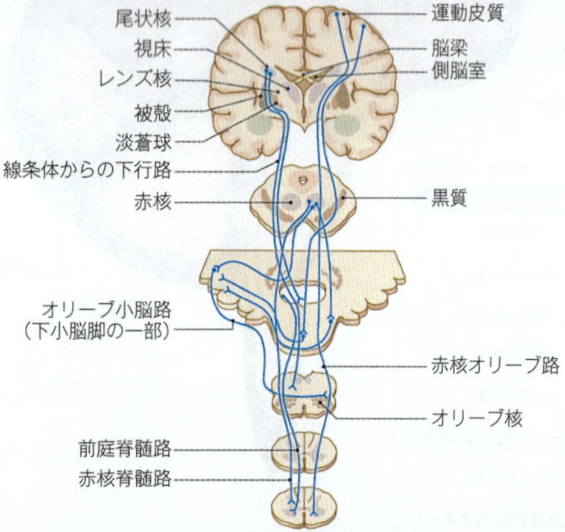

- 尾状核
- 視床
- レンズ核
- 被殻
- 淡蒼球
- 線条体からの下行路
- 赤核
- 運動皮質
- 脳梁
- 側脳室
- 黒質
- オリーブ小脳路（下小脳脚の一部）
- 赤核オリーブ路
- オリーブ核
- 前庭脊髄路
- 赤核脊髄路

8

序　文

　脳神経外科の疾患は脳卒中、脳腫瘍、頭部外傷、水頭症など、非常に種類が多くあります。

　そして看護も、手術をする場合の術前、術後の管理から、脳卒中急性期の看護、回復期のリハビリ等多岐にわたっています。このポケットブックは、脳神経外科看護に必要な知識を、アセスメント、症状・疾患、急変対応、治療・ケア、精神・心理に分けて、それぞれのテーマについて1頁完結型に整理して、見やすい図と表にしてあります。

　脳神経外科医師とのカンファレンスでわからない言葉が出てきたとき、朝の申し送りで先輩看護師との会話で理解できない言葉が出てきたときに、ポケットからちょっと出してその疑問をすぐに解決できるようにこの豆本は作ってあります。

　また、このポケットブックの知識を使ってあなた自身がカンファレンス等で少し発言するだけで、あなたが優秀な看護師であるという評価を受けることは間違いないものとなります。

　疑問を現場で解決し、また繰り返してこのポケットブックを開くことによって、脳神経外科の知識があなたの頭の中に定着します。

　是非この1冊をあなたのポケットに置き、忙しい毎日の看護に役立ててください。

2014年5月

東京労災病院脳神経外科

氏家　弘

目次

口絵

脳神経系の全体像 1
脳の矢状断、冠状断、水平断 2
脳の外面 3
脳の内側面 4
脳の動脈 5
脊髄 6
髄膜・脳脊髄液の循環 7
錐体路、錐体外路 8

アセスメント

頭蓋内圧亢進症状
頭蓋内圧亢進・急性症状 頭蓋内圧の正常と異常／脳ヘルニアと頭蓋内圧亢進症状 13
意識障害 意識障害の原因把握（AIUEO TIPS）／意識障害の種類 14
意識障害の見方 ジャパンコーマスケール（JCS、3-3-9度）／アセスメントのポイント 15 グラスゴーコーマスケール（GCS）／アセスメントのポイント 16
異常呼吸・除脳硬直・除皮質硬直・瞳孔・眼症状 異常呼吸／除脳硬直と除皮質硬直／瞳孔・眼症状 17

神経学的テスト
脳神経の働き 脳神経の種類と働き 18
神経支配 脊髄と支配筋 19
徒手筋力テスト 徒手筋力テストの方法 20／徒手筋力テストの評価法 21
表在感覚・表在反射 表在感覚と深部感覚／デルマトーム（皮膚感覚帯）／表在反射（腹壁反射） 22
腱反射 腱反射の部位と測定方法／腱反射の評価 23
病的反射・クローヌス 病的反射／クローヌス 24
運動機能の評価 筋トーヌス／バレー徴候 25 不随意運動 26
麻痺 神経障害と麻痺の部位／運動麻痺の種類 27 ブルンストロームの回復ステージ 28
協調運動・髄膜刺激症状 協調運動／髄膜刺激症状 29
姿勢・歩行 ロンベルグ試験、マン試験、歩行、つぎ足歩行、しゃがみ立ち 30 異常歩行 31

髄液検査
腰椎穿刺／髄液検査 32

血管造影・脳血管カテーテル
脳血管カテーテル／脳血管造影の合併症 33

摂食嚥下障害
誤嚥の分類／摂食・嚥下の観察 Logemannの誤嚥の分類／摂食・嚥下の観察内容 34
嚥下のスクリーニングテスト／精査検査 嚥下のスクリーニングテスト／嚥下の精査検査 35
摂食嚥下障害の重症度 摂食・嚥下障害の臨床的重症度分類 36

ADL評価
Barthelインデックス 37 機能的自立度評価表（FIM） 38 障害高齢者の日常生活自立度（寝たきり度）判定基準／認知症のある高齢者の日常生活自立度判定基準 39

痛みのアセスメント
痛みのアセスメント項目／ペインスケール 痛みのアセスメント項目／ペインスケール／BPS 40
痛みの分類 疼痛の種類／神経障害性疼痛スクリーニング質問票 41
頭痛 頭痛の分類／頭痛から考えられる主な疾患 42

症状・疾患

脳動脈瘤
好発部位／症状 動脈瘤好発部位／主な脳血管支配領域と障害時の症状 43

脳血管障害
分類 脳卒中の分類／クモ膜下出血と脳内出血 44
クモ膜下出血／脳内出血 脳内出血の種類・症状・頻度／クモ膜下出血の重症度：ハント・コスニックの分類／クモ膜下出血の合併症と管理 45
重症度 modified NIHストロークスケール／mRS(modified Ranking

Scale) 46
脳梗塞
脳梗塞の分類／脳梗塞の病型と特徴 47　脳梗塞各期の病態と治療／脳梗塞各期の看護のポイント／脳卒中の血圧管理 48

頭部外傷
頭部外傷の種類／頭部外傷の臨床的分類（荒木の分類）／頭部外傷の重症度 49　急性硬膜外血腫／急性硬膜下血腫／脳内血腫・脳挫傷／慢性硬膜下血腫 50

水頭症
水頭症の症状・ケア／非交通性水頭症と交通性水頭症 51

脳腫瘍
発生部位／髄膜腫　脳腫瘍の発生部位と特徴／髄膜腫の症状・治療・ケア／髄膜腫のSimpson分類 52
神経膠腫／下垂体腺腫　神経膠腫（グリオーマ）／下垂体腺腫 53

高次脳機能障害
高次脳機能障害　定義と種類 54
失語症　失語症／失語症の型分類／失語症と脳の障害部位 55
援助のポイント　失語・失行・失認・注意障害 56

認知症
症状　中核症状とBPSD／認知症の中核症状／認知症の病型別に顕著なBPSD 57
代表的な認知症の比較　認知症の病型 58
認知症のスクリーニング　簡易精神状態検査（MMSE）60　改訂長谷川式簡易知能評価スケール（HDS-R）61
認知症の病期・重症度　CDR（Clinical Dementia Rating）／認知症の重症度／認知症の病期 62

神経筋疾患
分類　種類と原因／変性疾患と脱髄疾患 63

神経変性疾患
パーキンソン病　パーキンソン病の症状・ケア／パーキンソン病の診断基準 64　パーキンソン病の重症度：ホーンエン・ヤールの分類／レボドパの副作用／薬剤性パーキンソニズム 65

筋萎縮性側索硬化症（ALS）　ALSの症状・ケア／ALSの診断基準 66
脊髄小脳変性症　脊髄小脳変性症の症状・ケア／脊髄小脳変性症の診断基準／脊髄小脳変性症の分類と特徴 67

脱髄疾患
ギランバレー症候群　ギランバレー症候群の症状・ケア／ギランバレー症候群の診断基準 68

神経筋接合部疾患
重症筋無力症　重症筋無力症の症状・ケア／重症筋無力症の診断基準 69

筋疾患
筋ジストロフィー　筋ジストロフィーの症状・ケア／筋ジストロフィーの病型／筋ジストロフィー機能障害度とリハビリテーション 70

急変対応

心肺蘇生
心肺蘇生　成人の医療用BLSアルゴリズム 71　ALSアルゴリズム 72
緊急薬剤　心肺蘇生で用いる主な薬剤と使い方 73

急変対応
心肺停止バイタルサインのチェックポイント／急変徴候のチェックポイント 74

ショック対応
ショックの5P（5つの症状）／キャピラリーリフィリングタイム（CRT）／ショックスコア：ショックの重症度評価 75　各ショックの特徴と輸液／薬剤／ショックによる臨床症状と出血量 76

痙攣発作
痙攣時の観察ポイント／痙攣のタイプ／痙攣への対応 77

治療・ケア

脳卒中急性期
血栓溶解療法　血栓溶解療法／アルテプラーゼ静注療法のチェックリスト 78

脳神経外科手術
開頭術 開頭術と術後管理／開頭血腫除去術 79
主なアプローチ法 主なアプローチ法と適応疾患 80
主な手術と術後管理 神経内視鏡手術／経蝶形骨洞手術 81 脳血管内治療 82 シャント術／ 83
術後ドレナージの管理 主な留置部位／ドレナージの種類と目的・管理／Ommaya（オンマヤ）リザーバ（植込み型脳脊髄液リザーバ） 84

感染対策
手術部位感染 術後感染の分類／手術創の清浄度分類／手術部位感染の危険因子 85 神経外科手術の手術部位感染推定原因菌 86
標準予防策 標準予防策の実際 87 感染経路別対策 88

静脈血栓症対策
リスクレベルと推奨される予防法／脳神経外科手術のリスクと予防法／DVTの治療方法と適応／弾性ストッキングの禁忌、慎重な使用が必要な対象 89

ポジショニング
基本肢位と良肢位（ポジショニング）／脳損傷による異常な姿勢反射 90 仰臥位のポジショニング／側臥位のポジショニング 91

褥瘡
褥瘡の好発部位 褥瘡の好発部位 92
褥瘡の分類 褥瘡の深さ分類 93
褥瘡の観察ポイント 褥瘡局所の観察ポイント（DESIGN-R®による） 94
褥瘡の予防ケア 褥瘡予防／ブレーデンスケール／K式スケール 95 OHスケール／体圧の管理／体圧分散マットレスの使用に関する推奨 96

離床・運動の開始と中止
脳血管障害患者の座位耐性訓練／運動の中止基準（リハビリテーション中止基準） 97

ROMエクササイズ
ROMエクササイズ 98

転倒予防
転倒予防チェックポイント 99 転倒不安感／転倒不安感尺度 100

歩行補助具
歩行周期／杖の種類／杖の長さ 101 歩行器の種類／松葉杖の歩行方法／T字杖の歩行方法 102

装具
体幹装具／上肢装具 103 下肢装具／装具装着時の観察と注意 104

脳神経外科で使う薬
抗痙固薬／抗血小板薬 105 血栓溶解薬／頭蓋内圧降下薬／脳保護薬／抗痙攣薬 106 脳循環・代謝改善薬／脳出血治療薬／抗認知症薬 107 抗パーキンソン薬 108 非麻薬性鎮痛薬／片頭痛治療薬 109 降圧薬 110 抗癌薬 111

精神・心理

せん妄
せん妄の診断基準（DSM-5；2013）／せん妄の原因／せん妄を発症する可能性が高い患者の条件 113 せん妄の前兆／せん妄のマネジメント／せん妄誘発因子への対策 114

付録
脳神経領域で用いる略語 114
索引 125
参考文献 128

表紙・カバーデザイン：小口翔平＋西垂水敦（tobufune）
カバーイラスト：坂木浩子
本文イラスト：村上寛人／中村知史
本文レイアウト・DTP：トライ

アセスメント 頭蓋内圧亢進症状
頭蓋内圧亢進／急性症状

頭蓋内圧の正常と異常

頭蓋内圧	● 60～180mmH$_2$O：正常 ● 180mmH$_2$O以上：頭蓋内圧亢進
頭蓋内圧亢進の原因	● 正常ではない占拠物の発生：脳腫瘍、頭蓋内血腫 ● 頭蓋内の病変に伴う脳の容積の増大：脳浮腫 ● 脳脊髄液の通過障害による頭蓋内の髄液の増大：水頭症 ● 脳の循環障害（特に、静脈系が閉塞する静脈洞血栓症） ● 頭蓋の病的な狭小：狭頭症 ● 外傷による頭蓋骨の巨大陥没骨折
急性症状	● 頭痛 ● 意識障害 ● 瞳孔不同、対光反射の減弱・消失 ● 呼吸の変化：欠伸、不規則なパターン、チェーンストークス呼吸、中枢神経原性過換気、失調性呼吸 ● 片麻痺の出現・増強、腱反射の異常 ● 異常姿勢：除皮質硬直、除脳硬直 ● 血圧上昇、脈圧増大、圧脈、徐脈（クッシング現象） ➡ 脳ヘルニア（頭蓋内圧亢進症の極期）は、急速に意識障害、チェーンストークス呼吸や失調性呼吸などの呼吸異常、徐脈、一過性の血圧上昇などをきたし、短時間で死に至る
慢性症状（3徴候）	● 頭痛 ● 悪心・嘔吐 ● 眼底のうっ血乳頭

脳ヘルニアと頭蓋内圧亢進症状

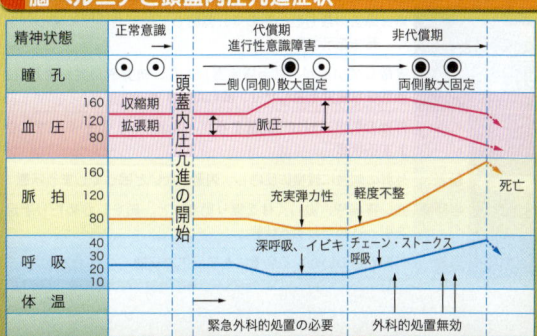

精神状態	正常意識	代償期 進行性意識障害	非代償期	
瞳孔	◉ ◉	一側（同側）散大固定	両側散大固定	
血圧 160/120/80	収縮期 拡張期	頭蓋内圧亢進の開始	脈圧		
脈拍 160/120/80		充実弾力性	軽度不整	死亡
呼吸 40/30/20/10		深呼吸、イビキ	チェーン・ストークス呼吸	
体温				
		緊急外科的処置の必要	外科的処置無効	

アセスメント 頭蓋内圧亢進症状・意識障害

意識障害の原因把握（AIUEO TIPS）

A	alcoholism	アルコール中毒、ビタミンB₁欠乏
I	insulin（糖尿病性昏睡）	高血糖（糖尿病性ケトアシドーシス、高血糖高浸透圧症候群）、低血糖
U	uremia	尿毒症、内分泌異常、低酸素血症
E	encephalopathy（脳症）	高血圧性脳症、肝性脳症、ウェルニッケ脳症
	electrolyte（電解質異常）	高カルシウム血症、低ナトリウム血症
	electorocardiogram（不整脈）	不整脈（アダムス・ストークス症候群）
O	oxygen（呼吸障害・呼吸不全）	低酸素血症、CO₂ナルコーシス、過換気症候群
T	trauma（外傷）	頭部外傷
	temperature（高／低体温）	偶発性低体温症、熱中症、悪性症候群
I	infection（感染症）	髄膜炎、脳炎
	intoxication（中毒）	向精神薬、麻薬、鎮静薬
P	psychogeneic（精神疾患）	ヒステリー性、せん妄
	stroke（脳血管障害）	脳梗塞、クモ膜下出血、脳内出血
S	shock（ショック）	循環血液量減少、心拍出量低下
	seizure（痙攣）	てんかん

意識障害の種類

無欲		意識障害の最も軽いもので、覚醒しているが周囲に関心がなく、興味を示さない
せん妄		覚醒しているが、見当識障害があり、錯覚や幻覚が見られ、無意味な言葉を発したり、暴れたりする
意識障害	傾眠	外界の刺激に対して覚醒するが、刺激がないとすぐにウトウトする状態
	昏迷	外界の刺激に緩慢に反応し、刺激がないと眠ってしまう状態
	半昏睡	強い疼痛や、激しく体を揺り動かすと、顔をしかめたり手足を引っ込めたりする状態
	昏睡	外部からのいかなる刺激にも無反応な状態

アセスメント 意識障害の見方

ジャパンコーマスケール（JCS、3-3-9度）

I	覚醒している（1桁の点数で表現）	1	見当識は保たれているが意識清明ではない
		2	見当識障害がある
		3	自分の名前、生年月日がいえない
II	刺激に応じて一時的に覚醒する（2桁の点数で表現）	10	普通の呼びかけで開眼する
		20	大声で呼びかけたり、強く揺すると開眼する
		30	痛み刺激を加えつつ、呼びかけを続けるとかろうじて開眼する
III	刺激しても覚醒しない（3桁の点数で表現）	100	痛み刺激に対して払いのけるなどの動作をする
		200	痛み刺激で手足を動かしたり、顔をしかめたりする
		300	痛み刺激に対し全く反応しない

〔注〕R（restlessness）：不穏状態、I（incontinence）：失禁、
A（akinetic mutism, apallic state）：無動性無言・自発性喪失
● 記載例：100・I、20・RI

アセスメントのポイント

見当識をみる質問例	●「今日は何月ですか？」
	●「私の職業は何ですか？」
	●「ここはどこですか？」
刺激のステップ	●無刺激→普通の呼びかけ→大声での呼びかけ→体を揺する→痛み刺激
	●刺激を1つずつステップアップさせて反応を見る
	●痛み刺激は、「体を揺さぶる」で反応がない患者に対し行われるので、ある程度の強さが求められる
痛み刺激の加え方	●四肢の爪部を鈍的に圧迫、または胸骨部を手拳で圧迫
	●何度も行うと皮膚や爪が傷む恐れがあるため注意する
	●痛み刺激を加える際、①痛み刺激に加えて呼びかけを繰り返す、②麻痺側は避ける、③感覚障害の有無が不明な場合は、複数箇所（左右とも）に痛み刺激を加える
	●クモ膜下出血では、痛み刺激によって再破裂をきたす危険性があるため注意する
睡眠と意識障害の見きわめ	●刺激をやめると眠り込んでしまう（開眼状態を維持できない）場合は、意識障害が疑われる
	●無刺激で15秒以上覚醒が保たれば、「覚醒している」と判断する1つの指標となる

アセスメント 頭蓋内圧亢進症状
意識障害の見方

グラスゴーコーマスケール（GCS）

	開眼 eye opening	4	自発的に、または普通の呼びかけで開眼する
E		3	強く呼びかけると開眼する
		2	痛み刺激で開眼する
		1	痛み刺激でも開眼しない
	言語 best verbal response	5	見当識が保たれている
V		4	会話はできるが、見当障害がある
		3	発語はあるが、会話は成立しない
		2	理解不明な発音のみで、言葉にならない
		1	発生なし
	運動 best motor response	6	命令に従って四肢を動かす
M		5	痛み刺激に対し手で払いのける
		4	痛み刺激に対して四肢を引っ込める
		3	痛み刺激に対して脇が閉じた状態で屈曲（除皮質硬直）
		2	痛み刺激に対して上肢を伸展（除脳硬直）
		1	体動がみられない

- 各項目を「E:2、V:1、M:4　計7点」などのように表現する
- 最重症は3点、最軽症は15点

判定	15点	14点	9〜13点	3〜8点
	正常	軽症	中等症	重症

アセスメントのポイント

M6（命令に従う）	● 患者の手を軽く握り、「手を握ってください」と声をかける ● 指示どおりに患者が手を握り返してきた場合は、反射に伴う強制把握である場合もあるので、「手を離してください」と声をかける ● 「握る、離す」の指示どおりに動作できれば、命令に従うことが可能であると判断できる
M3（除皮質硬直反応有）とM4（疼痛刺激に対し逃避する）	● 痛み刺激に対して、脇が閉まったり、手肘関節の屈曲、下肢の内転や伸展、足の底屈が見られる場合はM3 ● 痛み刺激で素早い反応（手を体幹に寄せる、ピクッと体幹を動かす）がある場合はM4

アセスメント 異常呼吸／除脳硬直・除皮質硬直／瞳孔・眼症状

異常呼吸

異常呼吸パターン	チェーン・ストークス呼吸	両側大脳皮質下と間脳の障害
	中枢神経性過呼吸	中脳下部から橋上部の障害
	持続的吸息呼吸	橋両側の障害
	あえぎ呼吸	橋下部から延髄の障害
	失調性呼吸	橋上部から延髄上部の障害

除脳硬直と除皮質硬直

特異的肢位	除脳硬直	中脳、橋の障害
	除皮質硬直	間脳、大脳半球の障害

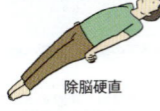

除脳硬直
上肢の内転、内旋、伸展、下肢伸展・内転

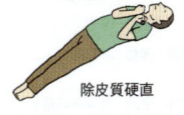

除皮質硬直
肩の内転、手首・肘の屈曲、下肢の伸展、下肢の内転

瞳孔・眼症状

瞳孔	正常	3～4mm
	散瞳	5mm以上 両側散瞳：脳幹(中脳)障害で重篤 片側散瞳：脳ヘルニアによる動眼神経麻痺
	縮瞳	2mm以下 両側縮瞳：橋出血、視床出血による深い意識障害
	瞳孔不同	左右差が0.5mm以上
対光反射	●ペンライト光を眼に入れ、縮小の時間・程度、終わる時間を観察する 完全に縮小する(+) 緩慢(±) なし(-)	
異常	眼球・視神経・動眼神経・脳幹(中脳)のいずれかの障害	
共同偏視	病側共同偏視	●頭蓋内病変側に偏視 ●テント上(大脳)の脳出血、脳梗塞
	健側共同偏視	頭蓋内病変とは反対側に偏視 ●テント下(小脳・脳幹)の病変

アセスメント 神経学的テスト
脳神経の働き

脳神経の種類と働き

神経	名称	種類	働き	検査法
I	嗅神経	感覚	嗅覚	非刺激性のにおいの強いものをかいでもらい調べる
II	視神経	感覚	視覚	視力計で視力を調べる。検者が動かす目標が見える範囲で視野を調べる
III	動眼神経	運動	眼球運動と開眼	ペンライトで対光反射を調べる 瞳孔の大きさを観察する
		自律	縮瞳	
IV	滑車神経	運動	眼球運動	検者が動かす目標を眼で追ってもらい調べる
V	三叉神経	感覚	顔面・鼻口腔粘膜・角膜の触覚と温痛覚	感覚は、綿棒などで触れて調べる。咀嚼は、歯をかみしめてもらい、あごが押さえられた状態で口を開けてもらう
		運動	咀嚼	
VI	外転神経	運動	眼球運動	左右の眼球が正中線より外側へ動くかどうかを調べる
VII	顔面神経	運動	表情筋の運動	表情筋は、ほほ笑む、閉眼する、口を開けて歯を見せるなどの動作をしてもらい調べる。味覚は、試料を用い調べる
		感覚	舌前2/3の味覚	
		自律	唾液と涙の分泌	
VIII	内耳神経	感覚	聴覚(蝸牛神経) 平衡・加速度感覚(前庭神経)	聴覚は音叉で調べる。平衡感覚は、直線の上を歩いてもらい調べる
IX	舌咽神経	感覚	咽喉頭・中耳腔の知覚、舌後1/3の味覚	ものを飲みこんでもらう、アーと発声する、口蓋と口蓋垂の動きをチェックする、舌圧子で軟口蓋に触れる、被験者に話してもらい、声のかすれをチェックするなどで調べる
		運動	咽喉頭の運動(嚥下)、発声	
		自律	唾液の分泌	
X	迷走神経	自律	内臓支配	
		運動	咽喉頭の運動(嚥下)、発声	
		感覚	外耳道の知覚、内臓の知覚	
XI	副神経	運動	首運動、肩の挙上	首を反対側に回転させるなどの動作の際に抵抗を加えて調べる
XII	舌下神経	運動	舌の運動	舌を突き出して、左右に動かしてもらう

アセスメント 神経支配

脊髄と支配筋

脊髄レベル	支配筋	運動神経	機能
C1〜C2	高位頸筋群	頸神経	頭部を固定する
C3〜C4	胸鎖乳突筋	副神経	頭部を動かす
	僧帽筋	副神経	肩挙上、上肢屈曲、外転(水平以上)
	横隔膜	横隔神経	吸息
C5	肩甲帯筋群	肩甲下神経	上腕屈曲外転
	三角筋	腋窩神経	肩関節外転
	上腕二頭筋	筋皮神経	肘関節屈曲
	腕橈骨筋	橈骨神経	肘関節屈曲
C6	橈側手根伸筋	橈骨神経	手関節背屈
	円回内筋	正中神経	手回内
C7	上腕三頭筋	橈骨神経	肘関節伸展
	橈側手根屈筋	正中神経	手関節屈曲(掌屈)
	総指伸筋	橈骨神経	手指伸展
C8〜T1	手指屈筋群	正中神経	こぶしをにぎる
	手内筋群	尺骨神経	拇・示指対立保持、つまみ動作、手指外転内転
T2〜T7	上部肋間筋群	肋間神経	強い吸息
	上部背筋群	脊髄神経	姿勢保持
T8〜T12	下部肋間筋群	肋間神経	強い吸息
	腹筋群	肋間神経、腸骨下腹神経など	有効な咳
	下部背筋群	脊髄神経	座位姿勢保持
L1〜L3	腰方形筋	胸神経、腰神経	骨盤挙上
	腸腰筋	腰神経叢	股関節屈曲
	股内転筋群	閉鎖神経	股関節内転
L3〜L4	大腿四頭筋	大腿神経	膝関節伸展
L4, L5, S1	中殿筋	上殿神経	股関節外転
	大腿二頭筋	脛骨神経、総腓骨神経	膝関節屈曲
	前脛骨筋	深腓骨神経	足関節背屈(踵歩き)
L5, S1, S2	大殿筋	下殿神経	股関節伸展
	腓腹筋	脛骨神経	足関節底屈(つま先歩き)
S2〜S4	肛門括約筋	陰部神経叢	排尿、排便コントロール

アセスメント 神経学的テスト
徒手筋力テスト

徒手筋力テストの方法

部位	中枢	方法
頸部屈曲（前屈）	C1〜6	頸部を前屈してもらい、患者の前額を背側に押して、抵抗する筋力を判定する
頸部伸展（後屈）	C1〜T1	頸部を後屈してもらい、患者の後頭部を前方に押して、抵抗する筋力を判定する
三角筋	C5, 6	両上肢を90度まで側方挙上してもらい、肘関節のやや近位部を両手で上から押して筋力を判定する※
上腕二頭筋	C5, 6	一側の肘関節を屈曲してもらい、患者の肩口を左手で押さえ、右手で前腕の遠位端を握り、肘関節を伸展して抵抗する筋力を判定する※
上腕三頭筋	C6〜8	一側の肘関節を伸展してもらい、患者の肘関節のやや近位部前面を左手で押さえ、右手で前腕遠位端を持ち、肘関節を屈曲して抵抗する筋力を判定する※
手関節の背屈（手根伸筋群）	C6〜8	手指を握り手関節を背屈してもらい、左手で患者の前腕を手関節の近くで握り、右手の掌側を患者の手背にあてがい、手関節を掌屈して抵抗する筋力を判定する※
手関節の掌屈（手根屈筋群）	C6〜8, T1	手指を握り手関節を掌屈してもらい、左手で患者の前腕を手関節の近くで握り、右手掌を患者の手掌にあてがい、手関節を背屈して抵抗する筋力を判定する※
母指対立筋	C8, T1	母指と小指を対立してもらい、患者の母指と小指の基部に母指をあてて開き、抵抗する筋力を判定する※

※は必ず両側を検査する

アセスメント 徒手筋力テスト

徒手筋力テストの方法（続き）

部位	中枢	方法
腸腰筋	L1〜4	大腿部が腹部につくような方向に股関節を屈曲してもらい（膝は曲げたまま）、大腿前面に手をあて、股関節を伸展させようとするときの抵抗筋力を判定する※
大腿四頭筋	L2〜4	膝関節をピーンと伸ばしてもらい、大腿部を左手で下から支え、右手で足関節の近位部を上から握り、膝関節を屈曲させようとする時の抵抗筋力を判定する※
大腿屈筋群	L4、5、S1、2	膝関節を最大屈曲してもらい、患者の下腿遠位部を右手で握って下肢を伸展するように引っ張り、抵抗する筋力を判定する
前脛骨筋	L4、5	足関節を背屈してもらい、患者の足背に手をあてがい、足関節を底屈し抵抗する筋力を判定する（両側同時でもよい）
下腿三頭筋（腓腹筋）	S1、2	足関節を底屈してもらい、患者の足底に手をあてがい、足関節を背屈し抵抗する筋力を判定する。立位で行う場合は、片足立ちになって踵を最大に浮かせる運動を繰り返してもらい、踵が十分に上がっていることを確認して筋力を判定する※

→徒手的に抵抗を加える方向　※は必ず両側を検査する
日本神経学会．神経学的検査チャート作成の手引き．2010を参考に作成

徒手筋力テストの評価法

5	強い抵抗に抗して全関節可動域の運動が可能
4	弱い抵抗に抗して全関節可動域の運動が可能
3	重力に抗して全関節可動域の運動が可能
2	重力を取り除けば全関節可動域の運動が可能
1	筋の収縮はふれるが関節の運動は見られない
0	筋の収縮もふれない

アセスメント 神経学的テスト
表在感覚・表在反射

表在感覚と深部感覚

表在感覚 皮膚や粘膜での刺激の感覚	痛覚	爪楊枝の先端などで軽い刺激を与える	障害のある部位と性状(過敏、低下、脱失、異常感覚)を記載する デルマトームに部位を明示するのもよい
	触覚	ティッシュペーパー、綿などで軽い刺激を与える	
	温度覚	冷水と温水を試験管に入れ肌に触れる	
深部感覚 筋肉や腱、関節、骨から伝えられる感覚	位置覚	閉眼してもらい、検者の左手で患者の足の母指を示指と離れるように広げ、右母指と示指で患者の足の母指の側面をつまみ、水平位から上または下に動かし、どちらに動いたかを答えてもらう	
	振動覚	音叉を骨の突出部に当て、振動を感じるかどうかを聞く。振動を感じなくなったら合図させ、秒数を記載する	

デルマトーム(皮膚感覚帯)

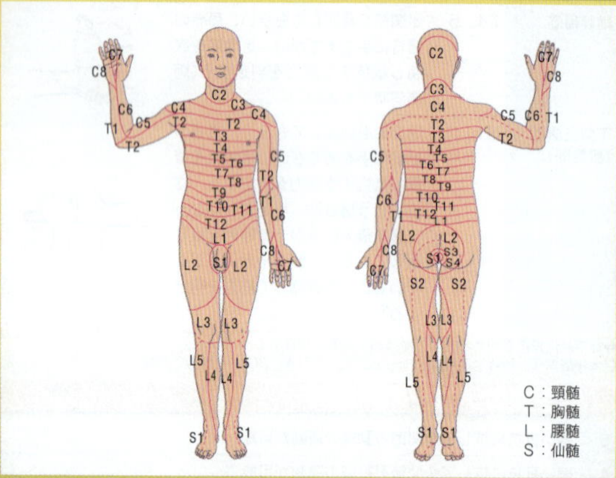

C:頸髄
T:胸髄
L:腰髄
S:仙髄

表在反射(腹壁反射)

爪楊枝で矢印方向へこすると、腹壁筋が収縮する	正常	刺激した側の腹筋が収縮し、そちら側に引っ張られた場合を反応ありとする 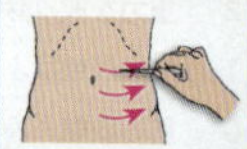
	異常	反射が生じない ➡ 反射弓や錐体路の障害

アセスメント 腱反射

腱反射の部位と測定方法

反射	方法	反射弓	中枢
①下顎反射	口を半分くらい開けて、楽にしてもらい、下顎中央に検者の左示指の指先掌側を水平にあてがい、指のDIP関節付近をハンマーで叩く	三叉神経	橋
②上腕二頭筋反射	両上肢を軽く外転し、肘を約90度前後に曲げてもらい、肘関節の屈側で上腕二頭筋の腱を検者の左母指掌側で押さえ、指をハンマーで叩く	筋皮神経	C5
③上腕三頭筋反射	肘関節を約90度屈曲した肢位をとってもらい、肘関節の約3cm近位部伸側をハンマーで叩く	橈骨神経	C6
④腕橈骨筋反射（橈骨反射）	両上肢を軽く外転、肘を軽く屈曲、前腕を軽く回内してもらい、手関節の2〜3cm近位部で、腕橈骨筋を伸展する方向に橈骨遠位端をハンマーで叩く	橈骨神経	C7
⑤膝蓋腱反射	両膝を約120〜150度に屈曲してもらい、膝蓋腱をハンマーで叩く	大腿神経	L2〜L4
⑥アキレス腱反射	下肢を軽く外転して膝関節を軽く曲げる、あるいは下肢を膝関節で軽く曲げて対側下肢の下腿前面に乗せる、または片膝を立てて膝を組んでもらう肢位などをとってもらい、足を左手で持ち、足関節を背屈した位置にして、アキレス腱をハンマーで叩く	脛骨神経	S1, S2

腱反射の評価

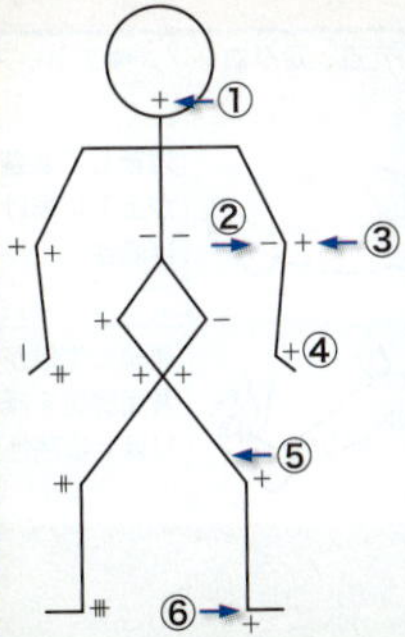

●記載法

+++	著明亢進（指で叩打など、ごくわずかな刺激で誘発できるくらい）
++	亢進
+	正常
±	低下
−	消失

①下顎反射
②上腕二頭筋反射
③上腕三頭筋反射
④腕橈骨筋反射
⑤膝蓋腱反射
⑥アキレス腱反射

アセスメント 神経学的テスト
病的反射・クローヌス

病的反射
- 病的反射：正常では陰性。病的反射は錐体路（上位ニューロン）障害で出現
- 病的反射の判定：陰性（−）、陽性（+）を記載。腱反射同様に図に明示するのもよい

検査名	検査方法	陰性	陽性
ホフマン反射	患者の中指を検者の示指または中指と母指ではさみ、母指で患者の中指の爪を強く弾く 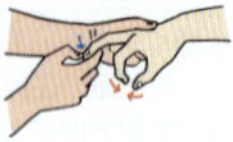	反射なし	母指が屈曲内転
トレムナー反射	患者の手を軽く背屈させ、患者の中指の手掌側先端を強く弾く 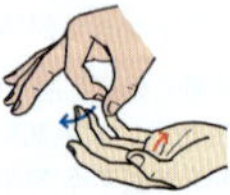	反射なし	母指が屈曲内転
バビンスキー反射	爪楊枝の頭部で患者の足底の外側を踵から上にゆっくりと母趾の付け根付近までこする 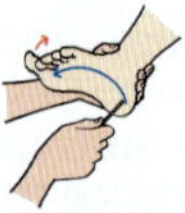	母趾は足底側に屈曲	母趾は足背側に屈曲
チャドック反射	爪楊枝の頭部で足の外側の下方を後ろから前へこする 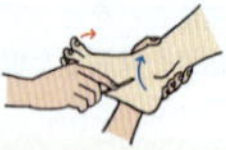	バビンスキー反射に同じ	バビンスキー反射に同じ

クローヌス
- 意義：反射の亢進。膝クローヌス⇒膝蓋腱反射の亢進、足クローヌス⇒アキレス腱反射の亢進

膝クローヌス	下肢を伸展し、患者の膝蓋を母指と示指でつかみ、これを下方へ強く押し下げ、そのまま力を加え続ける	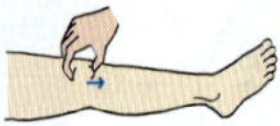 連続して膝蓋が上下に動けば陽性
足クローヌス	膝を屈曲した状態で、検者の手を足底において急激に背屈させる	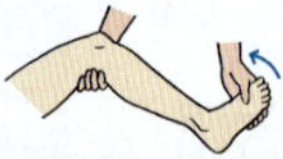 連続して足が背屈底屈を繰り返せば陽性

アセスメント 運動機能の評価

筋トーヌス

検査法	上肢	肘関節の屈伸、前腕の回内・回外、手関節の屈伸で評価
	下肢	膝関節の屈伸、足関節の底屈・背屈で評価

筋トーヌスの異常	亢進	**筋強剛（固縮）** ギコギコと検者が感じる	他動運動に対して、運動が行われている間中ほぼ一様な鉛管様の抵抗がある ➡錐体外路障害（パーキンソン病、ウィルソン病）
		痙縮 抵抗大　抵抗小	他動運動に対して、運動の始めは抵抗が大だが、あるところまで行くと抵抗が減じる ➡錐体路障害
	低下	弛緩	受動運動に対して、抵抗が減弱あるいは消失している ➡反射弓障害、小脳失調、筋・神経接合部障害

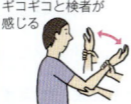

バレー徴候

検査法	上肢バレー徴候	閉眼して、両手を前に伸ばして手掌を上に向けて指をつけてもらい、その状態を維持してもらう
	下肢バレー徴候	腹臥位で両膝関節を90度屈曲してもらい、そのまま両足が接しないように膝を曲げた状態を維持してもらう
	ミンガッツィーニ徴候	仰臥位で股関節を90度くらい屈曲してもらい、下腿をベッドと水平になる状態で維持してもらう

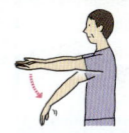

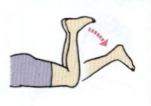

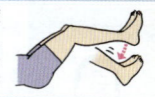

バレー徴候の異常	上肢：上肢が回内し、下降	➡上肢や下肢の軽度の片麻痺
	下肢：下腿が下降	

アセスメント 神経学的テスト
運動機能の評価

不随意運動

不随意運動	特徴	病変部位	原因疾患
振戦	体の一部あるいは全身の規則的な震え	大脳基底核、小脳、中脳	パーキンソン病、本態性振戦
ミオクローヌス	急速に起こる筋攣縮によって体の一部がピクッと動く	大脳皮質、脳幹、脊髄	ミオクローヌス、てんかん、リピトーシス、クロイツフェルト・ヤコブ病、亜急性硬化性全脳炎、無酸素脳症
舞踏様運動	手・足・顔などが不規則に動き、踊るような動作の運動	線条体、視床下核	ハンチントン病、小舞踏病、シデナム舞踏病、老人性舞踏病、脳血管障害
バリズム	舞踏運動より振幅が大きく、上下肢の投げ出すような粗大で激しい運動	視床下核	脳血管障害、腫瘍、脳動脈奇形、多発性硬化症、高血糖高浸透圧症候群
ジストニア	舌の捻転突出、体幹のねじれや四肢のつっぱり、眼球上転といった筋緊張の異常な亢進	大脳基底核、感覚系	遺伝性ジストニア、ウィルソン病、脳性麻痺
ジスキネジア	舌や口をもぐもぐ、くちゃくちゃさせるような、ゆっくりとした不規則、多様な運動	錐体外路	抗精神病薬・抗パーキンソン薬・抗てんかん薬などの薬剤

アセスメント 麻痺

神経障害と麻痺の部位

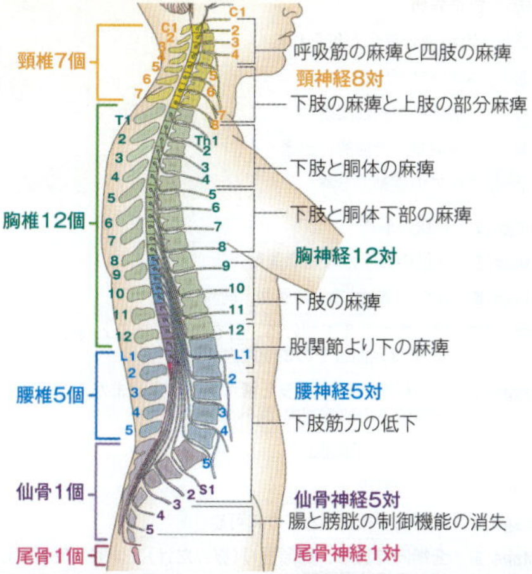

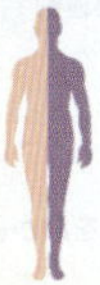

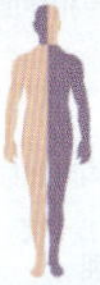

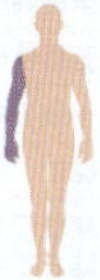

脊椎	神経	麻痺の部位
頸椎7個	頸神経8対	呼吸筋の麻痺と四肢の麻痺／下肢の麻痺と上肢の部分麻痺
胸椎12個	胸神経12対	下肢と胴体の麻痺／下肢と胴体下部の麻痺／下肢の麻痺／股関節より下の麻痺
腰椎5個	腰神経5対	下肢筋力の低下
仙骨1個	仙骨神経5対	腸と膀胱の制御機能の消失
尾骨1個	尾骨神経1対	

＊麻痺は、損傷程度による個別性が大きく、同じ障害部位でも出現が異なることがある

運動麻痺の種類

片麻痺
身体の一側の、上下肢の麻痺。大脳皮質の障害、内包の障害

交代性片麻痺
一側の片麻痺と、他側の脳神経麻痺。一側の脳幹部の障害

単麻痺
上肢のうち一肢だけの麻痺。大脳皮質の障害、片側脊髄部の障害、末梢神経の障害

対麻痺
両下肢の麻痺。脊髄（胸髄以下）の障害

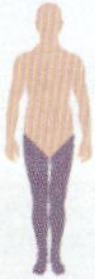

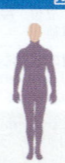

四肢麻痺
上下肢の両側の麻痺、脳幹部、高位頸髄、神経筋接合部の障害

アセスメント 神経学的テスト
麻痺

ブルンストロームの回復ステージ

stage I	完全麻痺
stage II	痙性・連合反応が見られる
stage III	共同運動が出現
stage IV	分離運動が一部出現
stage V	分離運動が全般的に出現
stage VI	すべての運動が分離

上肢	stage I	弛緩性麻痺
	stage II	上肢のわずかな随意運動
	stage III	座位で肩・肘の同時屈曲、同時伸展
	stage IV	腰の後方へ手をつける。肘を伸展させて上肢を前方水平へ挙上。肘90度屈曲位での前腕回内・回外
	stage V	肘を伸展させて上肢を横水平へ挙上、また前方頭上へ挙上、肘伸展位での前腕回内・回外
	stage VI	各関節の分離運動
手指	stage I	弛緩性麻痺
	stage II	自動的手指屈曲わずかに可能
	stage III	全指同時握り、釣形握り（握りだけ）、伸展は反射だけで、随意的な手指伸展不能
	stage IV	横つまみ（母指は離せない）、少ない範囲での半随意的手指伸展
	stage V	対向つまみ、筒握り、球握り、随意的な手指伸展（範囲は一定せず）
	stage VI	全種類の握り、全可動域の手指伸展。すべての指の分離運動
下肢	stage I	弛緩性麻痺
	stage II	下肢のわずかな随意運動
	stage III	座位、立位での股・膝・足の同時屈曲
	stage IV	座位で足を床の後方へすべらせて、膝を90度屈曲。踵を床から離さずに随意的に足関節背屈
	stage V	立位で股関節伸展位、またはそれに近い肢位、免荷した状態で膝屈曲分離運動。立位、膝伸展位で、足を少し前に踏み出して足関節背屈分離運動
	stage VI	立位で、骨盤の挙上による範囲を超えた股外転。座位で、内・外側ハムストリングスの相反的活動と、結果として足内反と外反を伴う膝を中心とした下腿の内・外旋

Brunnstrom S. Moter testing procedures in hemiplegia : based on sequential recovery stages. Phys Ther 1966;46:357-375（石田暉．脳卒中後遺症の評価スケール．脳と循環 1999；4：151-159）

アセスメント 協調運動・髄膜刺激症状

協調運動

定義	小脳の障害により小脳失調(四肢の運動失調、企図振戦など)が起こる。小脳失調の代表的スクリーニング試験に指鼻指試験、踵膝試験、手回内・回外試験がある
指鼻指試験 (鼻指鼻試験)	患者の示指で、検者の示指の指尖と患者の鼻先との間を行ったり来たりさせる 異常:動きが細切れになる。正確に行えない。目標に到達できずに前後左右にずれる(dysmetria:測定障害)
踵膝試験	患者に仰臥位になってもらい、足関節を少し背屈し、踵を反対側の膝に正確にのせて、すねに沿って足首までまっすぐ踵をすべらせる 異常:すねからはずれる。動きが円滑でない。目標に到達できずに前後左右にずれる(dysmetria:測定障害)
反復拮抗運動 (手回内・回外試験)	両手を前に出し、軽く肘を屈曲して手の回内と回外をできるだけ速く反復してもらう 異常:回転の軸が一定でない。周期が不規則になる

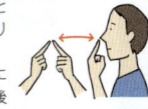

髄膜刺激症状

定義	●クモ膜下出血、髄膜炎などにより髄膜が刺激されたときに生じる症状
項部硬直	●頸部が前屈に対してのみ抵抗を示す。仰臥位で後頭部を持ちあげると、項筋が収縮して著しい抵抗を示す
ケルニッヒ徴候	●髄膜刺激による大腿屈筋の攣縮によって、股関節と膝関節を90度に曲げ下腿を受動的に伸展させたとき、上腿と下腿の角度が135度以上にならない
ブルジンスキー徴候	●頸部を強く前屈すると股関節や膝関節が屈曲。小児に出やすい

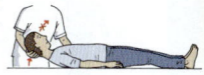

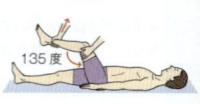

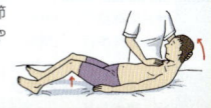

アセスメント 神経学的テスト
姿勢・歩行

ロンベルグ試験、マン試験、歩行、つぎ足歩行、しゃがみ立ち

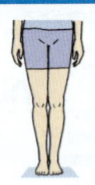

	ロンベルグ試験	マン試験	片足立ち
方法	両足のつま先をそろえて立ってもらう。開眼のままで身体が動揺しないかをしばらく観察した後、目を閉じてもらう	前足の踵と後足のつま先をつけて縦一直線に並べ、立ってもらう。開眼のままで身体が動揺しないかを観察する	片足立ちをしてもらい、ふらつきがないか、何秒間立っていられるかを見る
結果	閉眼により、体幹が動揺した場合を異常と判定する	体幹が動揺した場合を異常と判定する	閉眼片足立ちが10秒以上可能なら正常。5秒以下なら、運動失調の疑い
	ロンベルグ試験、マン試験の異常 ➡ 末梢性前庭障害や脊髄後索障害の疑い		

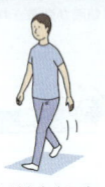

	歩行(通常歩行)	つぎ足歩行	しゃがみ立ち
方法	廊下などを自由に歩いてもらい、異常の有無を見る	一側の足の踵を他方の足のつま先に付けるようにして、直線上をつぎ足で歩いてもらう	しゃがんだ姿勢から起立してもらう。登攀性起立や体幹の動揺がないかを観察する
結果	歩行の異常 ➡ 片麻痺歩行、対麻痺歩行＝痙性歩行、失調性歩行、パーキンソン歩行、小刻み歩行、動揺性歩行、鶏歩など	ふらつきがある場合を不可能と判定する ➡ 下肢の筋力低下	手を使わないと立てない ➡ 下肢近位部の筋力低下 起立困難、ふらつきがある場合を不可能と判定する

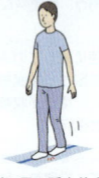

アセスメント 姿勢・歩行

異常歩行

	特徴	障害部位
痙性片麻痺歩行 (円かき歩行)	足を前に出すときに股関節を中心に伸ばした下肢で円を描くように歩く	片側錐体路障害
痙性対麻痺歩行 (はさみ足歩行)	両足をはさみのように組み合わせて歩く	両側錐体外路
失調性歩行	筋肉の協調がうまく行われず、不安定でよろめくように歩く	大脳・小脳・脊髄性障害による運動失調
パーキンソン歩行 小刻み歩行、 すくみ足、 加速歩行、 突進歩行	小刻み歩行：足はあまり床から上げず、すり足で、手を振らずに小刻みに歩く すくみ足歩行：歩き始めの第一歩がなかなか踏み出せない 加速歩行：最初はゆっくりだが、歩きだすと早足となってしまい止まることができない 突進歩行：押されたときや坂道などで止まれなくなり、突進して歩く	錐体外路障害
垂足歩行 (鶏歩行)	垂れ足になり、足を高く上げ、つま先から投げ出すように歩く	下肢運動ニューロン(腓骨神経麻痺)
動揺性歩行 (アヒル歩行、 トレンデレンブルグ歩行)	傍脊柱筋の筋力低下により、脊柱の前彎を伴い、腰を左右に揺すって歩く	肢体筋の障害

31

アセスメント 髄液検査

腰椎穿刺

穿刺部位	第3/4腰椎間または第4/5腰椎間
ヤコビー線	左右の腸骨稜の最高点を結んだ線。第3・第4腰椎間にあたるヤコビー線を穿刺の目安とする ➡第2腰椎以下の高さでは脊髄は馬尾(脊髄神経のみの束)となっているため、神経損傷が少ない 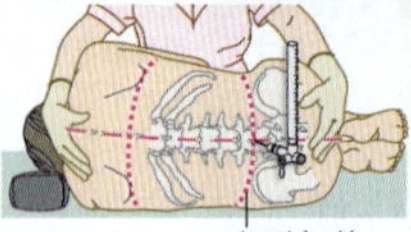
看護	●検査時は側臥位にし、股関節と膝関節を深く曲げてエビのような体勢をとり、椎間腔が開くように介助する ●検査後は低髄液圧症候群の観察を行い、水分摂取をすすめる ●検査後は枕を外し、水平仰臥位として2〜3時間、その後半日は安静臥床をとるように説明する ●低髄液圧症候群を起こした場合はできるだけ安静臥床をとり、水分を多く摂取するように説明する

髄液検査

基準値	液圧	60〜150mmH$_2$O
	性状	無色、水様透明
	細胞数/種類	0〜5/μL、リンパ球70%・単球30%
	総蛋白量	15〜45mg/dL
	糖	45〜85mg/dL
	クロール	120〜130mEq/L
液圧の異常	上昇	髄膜炎、脳炎、脳浮腫
	下降	重症の脱水状態、クモ膜下腔の閉塞
外観の異常	混濁	髄膜炎
	血性	クモ膜下出血、外傷、脳出血
	黄色調(キサントクロミー)	古いクモ膜下出血
細胞数/種類の異常	顆粒球増加	細菌性化膿性髄膜炎、脳膿瘍
	リンパ球増加	結核、ウイルス性髄膜炎、真菌性髄膜炎、梅毒、多発性硬化症、神経ベーチェット病、サルコイドーシス
	好酸球増加	寄生虫感染
	異型細胞	白血病、伝染性単核症
蛋白の異常	増加	脳炎、髄膜炎、脳腫瘍、脊髄腫瘍、梅毒、ギランバレー症候群
糖の異常	低下	化膿性・真菌性・結核性髄膜炎、ヘルペス脳炎
	増加	高血糖
クロールの異常	低下	結核性髄膜炎

アセスメント 血管造影・脳血管カテーテル

脳血管カテーテル

目的	血管性病変の診断	● 脳動脈瘤、脳動静脈奇形の位置・形状・大きさの診断 ● 脳梗塞の狭窄・閉塞部位、程度の診断 ● 脳血管の位置・種類の診断
	血管内治療	● 脳動脈瘤内コイル塞栓術 ● 血栓溶解術(経皮的血行再建術:PTR) ● 頸動脈ステント留置術(CAS) ● 経皮的血管形成術(PTA) ● 病変への超選択的薬剤動注療法
方法	大腿動脈を穿刺し、大動脈にシースを挿入・留置。シースからガイドワイヤーを挿入し、目的血管まで進め、ガイドワイヤーを介してカテーテルを挿入し、選択的に血管を造影する(内頸動脈造影、椎骨動脈造影)		

脳血管造影の合併症

動脈穿刺によるもの	● 穿刺部位の血腫による腫脹 ● 穿刺部位末梢の血管閉塞 ● 動脈瘤形成
カテーテルによるもの	● 血管内膜剥離 ● 血栓遊離による末梢血管閉塞、脳梗塞
造影剤によるもの	● 各種アレルギー反応
造影剤以外の薬剤によるもの	● 局所麻酔剤によるショック ● 鎮静薬による呼吸抑制
患者の全身状態によるもの	● 脳血管障害の患者は、もともと血管に何らかの障害があることが多い ● 基礎疾患を誘発することもある ● 造影剤大量使用による腎不全、心不全 ● 動脈瘤の破裂(脳動脈瘤、胸部大動脈瘤)
術後に起こるもの	● 感染

● ヨード造影剤の副作用

即時型副作用	造影剤注入から数分以内に発現するもの
遅発型副作用	造影剤注入後1時間異常経過して発現するもの

● 造影剤副作用の重症度分類

軽症	悪心	嘔吐(1回)	蕁麻疹(一過性)	かゆみ	紅潮	発汗
中等	一過性意識喪失	嘔吐(遷延)	蕁麻疹(遷延)	顔面浮腫	喉頭浮腫	気管支痙攣
重症	低血圧性ショック	肺水腫	呼吸停止	心停止		痙攣

アセスメント 摂食嚥下障害
誤嚥の分類／摂食・嚥下の観察

Logemannの誤嚥の分類

嚥下前誤嚥	●嚥下反射開始前に誤嚥 ●食塊のコントロールができずに、嚥下反射が起こる前、あるいは喉頭閉鎖前に誤嚥する ●嚥下反射惹起障害が主体である病態
嚥下中誤嚥	●嚥下反射開始から終了までの間の誤嚥 ●嚥下反射は起こるが喉頭閉鎖不全となる病態
嚥下後誤嚥	●嚥下反射終了後の誤嚥 ●嚥下後、咽頭残留が気道内に侵入する誤嚥 ●上食道括約筋の機能不全、咽頭機能不全となる病態

Smith TH, Logemann JA, Colangelo LA, et al. Incidence and patient characteristics associated silent aspiration in the acute care setting. Dysphagia 1999 ; 14 : 1-7.より引用

摂食・嚥下の観察内容

観察項目	観察ポイント	考えられる主な病態・障害
食物の認識	ボーとしている。キョロキョロしている	食物の認知障害、注意散漫
食具の使用	口に到達する前にこぼす	麻痺、失調、失行、失認
食事内容	特定のものを避けている	口腔期・咽頭期・味覚の障害、唾液分泌低下、口腔内疾患
一口量	一口量が極端に多い	癖、習慣、口腔内の感覚低下
口からのこぼれ	こぼれてきちんと口に入っていない	取り込み障害、口唇・頰の麻痺
咀嚼	下顎上下運動のみで、回旋運動なし	咬筋の障害
	硬いものが噛めない	う歯、義歯不適合、歯周病など
嚥下反射が起こるまで	口にため込む。努力嚥下している	口腔期・咽頭期の障害
	上を向いて嚥下している	送り込み障害
むせ	特定のもの（汁物など）でむせる	誤嚥、咽頭残留
	食事のはじめにむせる	誤嚥、不注意
	食事の後半にむせる	誤嚥、咽頭残留、疲労、筋力低下、胃食道逆流
咳	食事中、食事後に咳が集中する	誤嚥、咽頭残留、胃食道逆流
声	食事中、食後に声が変化する	誤嚥、咽頭残留
食事時間、摂食のペース	1食に30～45分以上かかる。極端に早く口に頰張る	認知障害、取り込み障害、送り込み障害
食欲	途中から食欲がなくなる	認知障害、誤嚥、咽頭残留、体力低下
疲労	食事の途中から元気がない、疲れる	誤嚥、咽頭残留、体力低下

聖隷三方原病院嚥下チーム、嚥下障害ポケットマニュアル 第2版. 医歯薬出版、2003：30.より一部改変して引用

アセスメント 嚥下のスクリーニングテスト／精査検査

嚥下のスクリーニングテスト

検査名	方法	判定
反復唾液嚥下テスト（RSST）	人差し指で舌骨を、中指で甲状軟骨を触れ、患者にゴクンと唾液を飲み込んでもらい、30秒間に何回嚥下できるか観察する 甲状軟骨が指を十分に乗り越えた場合を嚥下とし、これをカウントする	3回以上できれば正常
改訂水飲みテスト	冷水3mLを嚥下してもらい、その後可能であれば追加して2回行う 評価点が4点以上なら合計3回施行し、最低点を評点とする	1：嚥下なし、むせるand/or呼吸切迫 2：嚥下あり、呼吸切迫（不顕性誤嚥の疑い） 3：嚥下あり、呼吸良好、むせるand/or湿性嗄声 4：嚥下あり、呼吸良好、むせない 5：4に加えて追加嚥下運動が30秒以内に2回可能
フードテスト	ティースプーン1杯（3〜4g）のゼリーを摂食、嚥下が可能であれば追加して2回行う 評価点が4点以上なら合計3回施行し、最低点を評点とする	1：嚥下なし、むせるand/or呼吸切迫 2：嚥下あり、呼吸切迫（不顕性誤嚥の疑い） 3：嚥下あり、呼吸良好、むせるand/or湿性嗄声、口腔内残留 4：嚥下あり、呼吸良好、むせない、口腔内残留ほぼなし 5：4に加えて追加嚥下運動が30秒以内に2回可能

嚥下の精査検査

検査方法		目的
VE（嚥下内視鏡検査）	内視鏡を挿入した状態で食物を摂取する	1：咽頭期の機能的異常の診断 2：器質的異常の評価 3：代償的方法、リハビリテーション手技の効果確認 4：患者・家族・スタッフへの教育指導
VF（嚥下造影検査）	X線透視下で造影剤入りの食物を摂取する	1：症状と病態の関係を明らかにする 2：食物・体位・摂食方法などの調節により治療に反映させる

アセスメント 摂食嚥下障害
摂食嚥下障害の重症度

摂食・嚥下障害の臨床的重症度分類

	分類	定義	解説	対応法	直接訓練*
誤嚥なし	7. 正常範囲	臨床的に問題なし	治療の必要なし	必要なし	必要なし
	6. 軽度問題	主観的問題を含め何らかの軽度の問題がある	主訴を含め、臨床的な何らかの原因により摂食・嚥下が困難である	簡単な訓練、食事の工夫、義歯調整などを必要とする	症例によっては施行
	5. 口腔問題	誤嚥はないが、主として口腔内障害により摂食に問題がある	先行期・準備期も含め、口腔内中心に問題があり、脱水や低栄養の危険を有する	口腔問題の評価に基づき、訓練、食物形態・食事法の工夫、食事中の監視が必要である	一般医療機関や在宅で施行可能
誤嚥あり	4. 機会誤嚥	ときどき誤嚥する。もしくは咽頭残留が著明で臨床上誤嚥が疑われる。代償法で誤嚥が防止できる	通常のVFにおいて咽頭残留著明、もしくは、ときに誤嚥を認める。また食事場面で誤嚥が疑われる	上記の対応法に加え、咽頭問題の評価、咀嚼の影響の検討が必要である	一般医療機関や在宅で施行
	3. 水分誤嚥	水分は誤嚥するが、工夫した食物は誤嚥しない	水分で誤嚥を認め、誤嚥・咽頭残留防止手段の効果は不十分だが、調整食など食形態効果を十分認める	上記の対応法に加え、水分摂取の際に間欠的栄養法を適応する場合がある	一般医療機関で施行可能
	2. 食物誤嚥	あらゆるものを誤嚥し、嚥下できないが、呼吸状態は安定	水分、半固形、固形食で誤嚥を認め、食形態効果が不十分である	経口摂取は不可能で経管栄養が基本となる	専門医療機関可能**
	1. 唾液誤嚥	唾液を含めてすべてを誤嚥し、呼吸状態が不良。あるいは、嚥下反射がまったく惹起されず、呼吸状態が不良	常に唾液も誤嚥していると考えられる状態で、医学的な安定が保てない	医学的安定をめざした対応法が基本となり、持続的な経管栄養法を要する	困難

*訓練には、食物を使った直接訓練と食物を使わない間接訓練がある。間接訓練は「6」以下のどのレベルにも適応があるが、在宅で施行する場合、訓練施行者に適切な指導をすることが必要である **慎重に行う必要がある

才藤栄一他. 摂食・嚥下障害を治療対応に関する総合的研究. 平成11年度厚生科学研究費補助金研究報告書 2000：1-7より引用

アセスメント ADL評価

Barthelインデックス

食事	10: 自立、自助具などの装着可。標準的時間内に食べ終える 5: 部分介助(例えば、おかずを切って細かくしてもらう) 0: 全介助
車椅子から ベッドへの 移乗	15: 自立、車椅子のブレーキやフットレストの操作も含む(歩行自立も含む) 10: 軽度の部分介助または監視を要す 5: 座ることは可能であるが、ほぼ全介助 0: 全介助または不可能
整容	5: 自立(洗面、整髪、歯磨き、髭剃り) 0: 部分介助または不可能
トイレ動作	10: 自立、衣服の操作、後始末を含む。ポータブル便器などを使用している場合はその洗浄も含む 5: 部分介助。体を支える、衣服・後始末に介助を要する 0: 全介助または不可能
入浴	5: 自立 0: 部分介助または不可能
歩行	15: 45m以上歩行。補装具(車椅子、歩行器は除く)の使用の有無は問わない 10: 45m以上の介助歩行。歩行器使用を含む 5: 歩行不能の場合、車椅子にて45m以上の操作可能 0: 上記以外
階段昇降	10: 自立(手すりや杖を使用してもよい) 5: 介助または監視を要する 0: 不能
着替え	10: 自立。靴、ファスナー、装具の着脱を含む 5: 部分介助。標準的な時間内、半分以上は自分で行える 0: 上記以外
排便コント ロール	10: 失禁なし。浣腸、坐薬の取扱いも可能 5: 時に失禁あり。浣腸、坐薬の取扱いに介助を要する者も含む 0: 上記以外
排尿コント ロール	10: 失禁なし。尿器の取扱いも可能 5: 時に失禁あり。尿器の取扱いに介助を要する者も含む 0: 上記以外

判定	100点	60点	40点	0点
	全自立	部分自立	大部分介助	全介助

車椅子使用者の全自立は歩行と階段を評価しないので80点

アセスメント ADL評価

機能的自立度評価表（FIM）

●評価項目

1. セルフケア	食事	咀嚼、嚥下を含めた食事動作
	整容	口腔ケア、整髪、手洗い、洗顔など
	清拭	風呂、シャワーなどで首から下(背中以外)を洗う
	更衣(上半身)	腰より上の更衣および義肢装具の装着
	更衣(下半身)	腰より下の更衣および義肢装具の装着
	トイレ動作	衣服の着脱、排泄後の清潔、生理用具の使用
2. 排泄コントロール	排尿管理	排尿管理、器具や薬剤の使用を含む
	排便管理	排便管理、器具や薬剤の使用を含む
3. 移乗	ベッド・椅子・車椅子	それぞれの間の移乗、起立動作を含む
	トイレ	便器へ(から)の移乗
	浴槽・シャワー	浴槽、シャワー室へ(から)の移乗
4. 移動	歩行・車椅子	屋内での移動、または車椅子移動
	階段	12～14段の階段昇降
5. コミュニケーション	理解	聴覚または視覚によるコミュニケーションの理解
	表出	言語的または非言語的表現
6. 社会的認知	社会的交流	他患者、スタッフなどとの交流、社会的状況への順応
	問題解決	日常生活上での問題解決、適切な判断能力
	記憶	日常生活に必要な情報の記憶

運動ADL：1～4、認知ADL：5～6

●FIMの採点基準

採点基準	介助者	手助け	手助けの程度
7: 完全自立	不要	不要	自立
6: 修正自立	不要	不要	時間がかかる(通常の3倍)、装具や自助具が必要、安全の配慮が必要、投薬している
5: 監視	必要	不要	監視・準備・指示・促しが必要
4: 最小介助	必要	必要	75%以上自分で行う
3: 中等度介助	必要	必要	50%以上、75%未満自分で行う
2: 最大介助	必要	必要	25%以上、50%未満自分で行う
1: 全介助	必要	必要	25%未満しか自分で行わない

合計18項目、126点
1点＝介護時間1.6分、110点：介護時間0分

アセスメント

障害高齢者の日常生活自立度(寝たきり度)判定基準

生活自立	ランクJ	何らかの障害等を有するが、日常生活はほぼ自立しており独力で外出する	1. 交通機関等を利用して外出する 2. 隣近所へなら外出する
準寝たきり	ランクA	屋内での生活はおおむね自立しているが、介助なしには外出しない	1. 介助により外出し、日中はほとんどベッドから離れて生活する 2. 外出の頻度が少なく、日中も寝たり起きたりの生活をしている
寝たきり	ランクB	屋内での生活は何らかの介助を要し、日中もベッド上での生活が主体であるが、座位を保つ	1. 車椅子に移乗し、食事、排泄はベッドから離れて行う 2. 介助により車椅子に移乗する
	ランクC	1日中ベッド上で過ごし、排泄、食事、着替えにおいて介助を要する	1. 自力で寝返りをうつ 2. 自力では寝返りもうたない

判定にあたっては補装具や自助具などの器具を使用した状態であってもさし支えない
(厚生労働省)

認知症のある高齢者の日常生活自立度判定基準

ランク	判定基準
I	何らかの認知症を有するが、日常生活は家庭内および社会的にほぼ自立している
II	日常生活に支障をきたすような症状・行動や意思疎通の困難さが多少見られても、誰かが注意していれば自立できる
IIa	家庭外で上記IIの状態が見られる
IIb	家庭内でも上記IIの状態が見られる
III	日常生活に支障をきたすような症状・行動や意思疎通の困難さが見られ、介護を必要とする
IIIa	日中を中心として上記IIIの状態が見られる
IIIb	夜間を中心として上記IIIの状態が見られる
IV	日常生活に支障をきたすような症状・行動や意思疎通の困難さが頻繁に見られ、常に介護を必要とする
M	著しい精神症状や問題行動あるいは重篤な身体疾患が見られ、専門医療を必要とする

(厚生労働省)

アセスメント 痛みのアセスメント
痛みのアセスメント項目／ペインスケール

痛みのアセスメント項目

特徴	例：鈍い、疼痛、鋭い、刺すような、しつこい	悪化要因	痛みを悪化させる原因は何か
開始	いつ始まったか	放散	痛みは、身体の他部位に放散するか
部位	部位はどこか	軽減	症状を軽減させる要因は何か
継続期間	どれくらい長い間、続くか 頻度	関連症状	例：吐き気、不安、自発的反応

ペインスケール

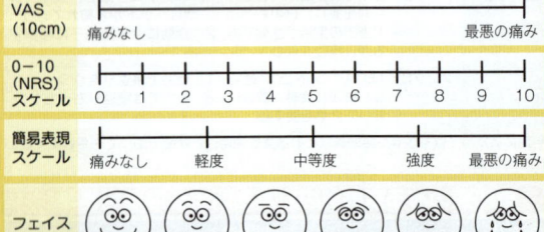

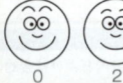

VAS (10cm)　痛みなし ─────────── 最悪の痛み

0-10 (NRS) スケール　0 1 2 3 4 5 6 7 8 9 10

簡易表現スケール　痛みなし　軽度　中等度　強度　最悪の痛み

フェイススケール　0　2　4　6　8　10

BPS (Behavioral Pain Scale)

表情、上肢の動き、人工呼吸器との同調という3項目について、それぞれ4点ずつスコアを付けて満点が12点になるスケール

項目	説明	スコア
表情	穏やかな	1
	一部硬い（たとえば、眉が下がっている）	2
	全く硬い（たとえば、まぶたを閉じている）	3
	しかめ面	4
上肢の動き	全く動かない	1
	一部曲げている	2
	指を曲げて完全に曲げている	3
	ずっと引っ込めている	4
人工呼吸器との同調性	同調している	1
	ときに咳嗽　大部分は呼吸器に同調している	2
	呼吸器とファイティング	3
	呼吸器との調節がきかない	4

日本呼吸療法医学会．人工呼吸中の鎮静のためのガイドライン．人工呼吸中の鎮静ガイドライン作成委員会，2007．より引用

アセスメント 痛みの分類

疼痛の種類

分類	侵害受容性疼痛	神経障害性疼痛	心因性疼痛
定義	侵害受容器が活性化することによって引きこされる疼痛	体性感覚系に対する損傷や疾患の直接的結果として生じている疼痛	中枢神経系の可塑的変化や心理学的機序による歪みで生じている疼痛
機序・疾患	頭痛の多くは、頭蓋骨の骨膜、静脈洞や脳硬膜に分布する動脈、脳底部の動脈、頭部、頸部の筋肉などにある痛覚受容部位が刺激されて起こる <頭痛の分類> ●症候性頭痛：頭蓋内の器質的病変や頭蓋外の疾患によって起こる頭痛 ●機能性頭痛：頭蓋内に器質的病変の存在がなく起こる頭痛（42頁「頭痛の分類」参照）	●中枢性：脳卒中後痛、脊髄損傷性疼痛、脊髄空洞症、脊髄痨、脊髄損傷後疼痛、頸椎症性脊髄症、延髄空洞症、延髄外側症候群、多発性硬化症 ●末梢性：幻肢痛・断端痛、三叉神経痛、複合性局所疼痛症候群、帯状疱疹後神経痛、ギラン・バレー症候群、絞扼性神経障害、カウザルギー、糖尿病性ニューロパチー、神経叢損傷、術後瘢痕症候群	身体表現性障害（器質的な原因が見当たらないにもかかわらず、痛み、嘔気などの身体症状を訴える）：疼痛性障害（疼痛を主訴とする）、身体化障害（多愁訴を訴える）、心気症（病気に対する認識が誤っている）、転換性障害（随意運動が障害される） うつ病：身体症状としての痛み（セロトニン、ノルアドレナリンの減少によって生じる）
特徴	ずきずきする、うずくような痛み	やけつくような、刺すような、電気が走るような痛み	多彩な訴え

神経障害性疼痛スクリーニング質問票

あなたが感じる痛みはどのように表現されますか

針で刺されるような痛みがある
全くない☐　少しある☐　ある☐　強くある☐　非常に強くある☐

電気が走るような痛みがある
全くない☐　少しある☐　ある☐　強くある☐　非常に強くある☐

焼けるような痛みがある
全くない☐　少しある☐　ある☐　強くある☐　非常に強くある☐

しびれの強い痛みがある
全くない☐　少しある☐　ある☐　強くある☐　非常に強くある☐

衣類が擦れたり、冷風に当たったりするだけで痛みが走る
全くない☐　少しある☐　ある☐　強くある☐　非常に強くある☐

痛みの部位の感覚が低下していたり、過敏になっていたりする
全くない☐　少しある☐　ある☐　強くある☐　非常に強くある☐

痛みの部位の皮膚がむくんでいたり、赤や赤紫に変色したりする
全くない☐　少しある☐　ある☐　強くある☐　非常に強くある☐

合計35点　12点以上：神経障害性疼痛の可能性がきわめて高い　9～11点：神経障害性疼痛の可能性が高い　6～8点：神経障害性疼痛の要素がある
神経障害性疼痛診療ガイドブックより

アセスメント 痛みのアセスメント
頭痛

頭痛の分類

一次性頭痛 (機能性頭痛)	1. 片頭痛
	2. 緊張型頭痛
	3. 群発頭痛およびその他の三叉神経・自律神経性頭痛
	4. その他の一次性頭痛
二次性頭痛 (症候性頭痛)	5. 頭頸部外傷による頭痛(例:外傷後頭蓋内血腫による頭痛)
	6. 頭頸部血管障害による頭痛(例:クモ膜下出血)
	7. 非血管性頭蓋内疾患による頭痛(例:脳腫瘍)
	8. 物質またはその離脱による頭痛(例:薬物乱用頭痛)
	9. 感染症による頭痛(例:髄膜炎)
	10. ホメオスターシスの障害による頭痛(例:高血圧)
	11. 頭蓋骨、頸、眼、耳、鼻、副鼻腔、歯、口あるいはその他の顔面・頭蓋の構成組織の障害に起因する頭痛あるいは顔面痛
	12. 精神疾患による頭痛
頭部神経痛、中枢性・一次性顔面痛およびその他の頭痛	13. 頭部神経痛および中枢性顔面痛(例:三叉神経痛)
	14. その他の頭痛、頭部神経痛、中枢性あるいは原発性顔面痛

国際頭痛分類 第2版 日本語版:ICHD-Ⅱ

頭痛から考えられる主な疾患

急性頭痛	頭をバットで殴られたような激しい痛み、嘔気・嘔吐、片麻痺、意識障害	クモ膜下出血
	頭痛や嘔気に伴う手足のしびれ、片麻痺、意識障害	脳出血
	嘔気・嘔吐、片麻痺、意識障害、著しい血圧の上昇	高血圧性脳症
	後頭部の強い痛み、発熱、痙攣、意識障害、頸部硬直	髄膜炎、脳炎
亜急性頭痛	頭部外傷後1~2か月後の意識障害、片麻痺、尿失禁	慢性硬膜下血腫
	嘔気、嘔吐、視力低下、意識障害、てんかん、麻痺、性格の変化	脳腫瘍
	痙攣、嘔吐、意識障害、運動麻痺、感覚障害	脳膿瘍
	側頭部に拍動性の痛み、咀嚼筋の痛み、視力障害	側頭動脈炎
慢性頭痛	主に頭の片側に脈打つような痛み、嘔気・嘔吐、光や音に過敏	片頭痛
	主に後頭部に圧迫されるような重い痛み、1日中だらだらと続く痛み、首筋の張り、肩こり	緊張型頭痛
	片側の眼の奥や側頭部に激しい痛み、結膜充血、流涙、鼻汁。決まった時間帯(夜間睡眠中が多い)に突然発症	群発頭痛
	嘔気・嘔吐、てんかん、片麻痺、言語・感覚・視野障害	脳動静脈奇形
	発汗過多、動悸、やせ、便秘、胸痛、視力障害	褐色細胞腫
	不安、緊張、いらいら、肩こり、動悸、めまい、頻尿、下痢、不眠	全般性不安障害

症状・疾患 脳動脈瘤 好発部位／症状

動脈瘤好発部位

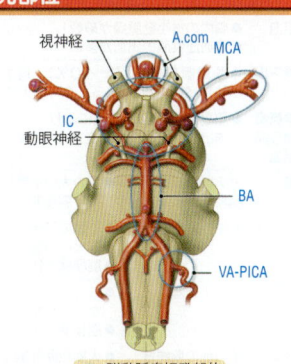

視神経、A.com、MCA、IC、動眼神経、BA、VA-PICA

○ 脳動脈瘤好発部位

主な脳血管支配領域と障害時の症状

前大脳動脈(ACA)
- 対側下肢の強い片麻痺
- 感覚障害
- 自発性の低下、失禁

前脈絡叢動脈(AchA) *
- 片麻痺
- 半側感覚障害
- 半盲

*内頸動脈(IC)より分岐

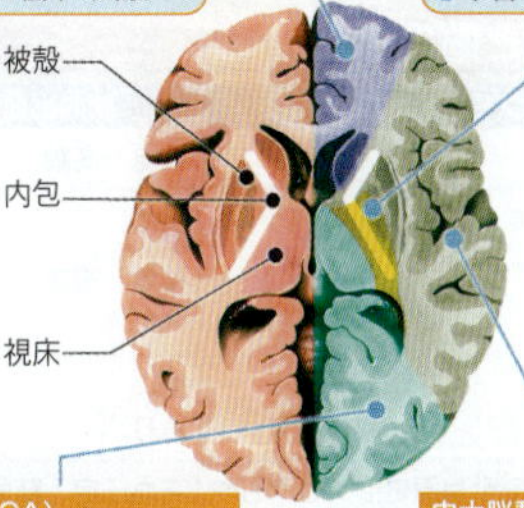

被殻
内包
視床

後大脳動脈(PCA)
- 対側の同名性半盲
- 同側の眼球運動障害
- 純粋失読(優位側)
- 半側空間無視(劣位側)
- 相貌失認(劣位側または両側)

中大脳動脈(MCA)
- 対側の高度片麻痺
- 感覚障害、意識障害
- 失語(優位側)
- 半側空間無視(劣位側)
- 病態失認(劣位側)
- 着衣失行(劣位側)

● ここでは、基底核レベルの断面図で示す。

43

脳血管障害

症状・疾患

分類

脳卒中の分類

出血性脳卒中（脳出血）	脳内出血		● 脳内の微小動脈瘤が破裂し、脳内に出血する ● 高血圧性脳内出血が多い
	クモ膜下出血		● 脳動脈瘤破裂（75～90％）、脳動静脈奇形（5～10％）、外傷性で起こる、クモ膜下腔内の出血
	脳動静脈奇形に伴う頭蓋内出血		● 脳動静脈奇形の破裂により、クモ膜下出血、脳実質内出血、脳室内出血をきたすもの
虚血性脳卒中（脳梗塞）	脳梗塞	アテローム血栓性脳梗塞	● 脳の太い血管に血栓ができて詰まる。脳梗塞の34％
		心原性脳梗塞	● 心臓でできた血栓が流れてきて脳の太い血管が詰まる ● 脳梗塞の27％
		ラクナ梗塞	● 枝分かれした脳の細い血管が狭くなって詰まる ● 脳梗塞の32％
		その他の脳梗塞	● 大動脈原性脳塞栓などさまざまな原因で起こる脳梗塞 ● 脳梗塞の7％
	一過性脳虚血発作		● 脳への血液供給が一時的に止まって起こる脳機能障害。症状が24時間以内（多くは数分以内）に消失するもの
その他の脳卒中			● もやもや病（Willis動脈輪閉塞症：内頚動脈終末部（脳底部）に狭窄または閉塞を起こす疾患）、脳静脈栓症、硬膜動静脈瘻など

クモ膜下出血と脳内出血

	クモ膜下出血	脳内出血（高血圧性）
好発年齢	若年～壮年	壮年～高齢
発症様式	活動と関係なく突然	突然
発症部位（好発）	前交通動脈 内頚動脈	被殻、視床
意識障害 皮質症状*	強く一過性 原則なし	強い あり
基礎疾患	脳動脈瘤、脳動静脈奇形、もやもや病、脳腫瘍、脳血管炎、外傷	高血圧症、糖尿病
治療	開頭術（動脈瘤クリッピング） 動脈瘤コイル塞栓術 脳室腹腔シャント術 脳血管攣縮に対する薬物治療	開頭術（血腫除去） 内視鏡的血腫除去術 脳室ドレナージ 降圧薬による血圧コントロール

症状・疾患 クモ膜下出血／脳内出血

脳内出血の種類・症状・頻度

出血部位	主な症状	頻度
被殻出血	片麻痺、感覚障害、病巣をにらむ共同偏視、意識障害、左半球で失語症、右半球で空間無視	40%
視床出血	片麻痺、感覚障害、鼻尖をにらむ共同偏視、意識障害	30%
皮質下出血	前頭葉で片麻痺、左半球で失語症、右半球で空間無視、頭頂葉で感覚障害、失認、失行	10%
橋・延髄出血	縮瞳（ピンポイント）、昏睡、四肢麻痺、呼吸障害	10%
小脳出血	回転性めまい、嘔吐、運動失調、病巣と反対側をにらむ共同偏視	10%

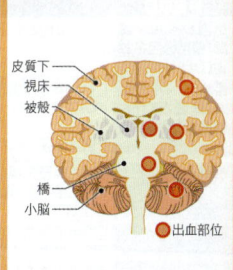

皮質下／視床／被殻／橋／小脳／出血部位

クモ膜下出血の重症度：ハント-コスニックの分類

Grade 0	未破裂脳動脈瘤
Grade 1	意識清明、軽度の頭痛
Grade 2	意識清明、中等度～激しい頭痛
Grade 3	傾眠、混乱あるいは軽度の神経症状を伴うもの
Grade 4	混迷程度の意識障害、中等度～高度の片麻痺
Grade 5	昏睡、除脳硬直、瀕死の状態

(Grade 1a＝急性期以外で、神経症状の固定しているもの)
Hunt WE, Kosnik EJ. Timing and perioperative care in intracranial aneurysm surgery. Clin Neurosurg 1974; 21: 79-89.より引用

クモ膜下出血の合併症と管理

時期	急性期		亜急性期	慢性期
	発症時	24時間以内	72時間～2週間	数週～数か月
病態	一時的脳損傷	再出血	脳血管攣縮	正常圧水頭症
対応	脳循環動態の改善、全身の循環動態の管理	脳動脈瘤再破裂の防止、血圧コントロール	脳血流の改善、頭蓋内圧の管理、血腫の除去	
管理	●開頭術 ●血管内治療 ●呼吸管理 ●環境調整（遮光、半座位など）	●降圧薬、鎮痛・鎮静薬、脳浮腫治療薬、抗痙攣薬 ●呼吸管理 ●環境調整	3 H（Hypervolemia循環血液量増加、Hypertension人為的高血圧、Hemodilution血液希釈） ●ドレナージ、シャント術 ●血แตก溶解療法 ●抗痙攣薬	

45

症状・疾患 脳血管障害
重症度

modified NIHストロークスケール
● 脳卒中による神経症状を評価する判定表

評価項目	評価分類
意識レベル－質問（今月の月名および年齢）	□0＝2問とも正解 □1＝1問に正解 □2＝2問とも誤答
意識レベル－従命（開眼と閉眼、離握手）	□0＝両方の指示動作が正確に行える □1＝片方の指示動作のみ正確に行える □2＝いずれの指示動作も行えない
注視	□0＝正常 □1＝部分的注視麻痺 □2＝完全注視麻痺
視野	□0＝視野欠損なし □1＝部分的半盲（四分盲を含む） □2＝完全半盲（同名半盲を含む） □3＝両側性半盲（皮質盲を含む全盲）
左腕	□0＝下垂なし（10秒間保持可能） □1＝10秒以内に下垂 □2＝重力に抗するが10秒以内に落下 □3＝重力に抗する動きが見られない □4＝全く動きが見られない
右腕	□0＝下垂なし（10秒間保持可能） □1＝10秒以内に下垂 □2＝重力に抗するが10秒以内に落下 □3＝重力に抗する動きが見られない □4＝全く動きが見られない
左脚	□0＝下垂なし（5秒間保持可能） □1＝5秒以内に下垂 □2＝重力に抗するが5秒以内に落下 □3＝重力に抗する動きが見られない □4＝全く動きが見られない
右脚	□0＝下垂なし（5秒間保持可能） □1＝5秒以内に下垂 □2＝重力に抗するが5秒以内に落下 □3＝重力に抗する動きが見られない □4＝全く動きが見られない
感覚	□0＝正常 □1＝異常
言語	□0＝正常 □1＝軽度の失語 □2＝高度の失語 □3＝無言または全失語
無視	□0＝正常 □1＝軽度の無視 □2＝高度の無視

Lyden PD, Lu M, Levine SR et al.,*Stroke* 2001; 32: 1310-1317.

mRS（modified Ranking Scale）

mRS	程度	内容
0	全く症候がない	自覚、他覚所見なし
1	症候はあっても明らかな障害はない	日常の務めや活動は行える
2	軽度の障害	発症以前の活動を全て行えるわけではないが身の回りのことは自立
3	中等度の障害	何らかの介助を必要とするが歩行や食事は自立している
4	中等度から重度の障害	歩行、着衣、食事に介助は必要であるが持続的な介助は必要ではない
5	重度の障害	常に誰かの介助が必要である
6	死亡	

症状・疾患 脳梗塞

脳梗塞の分類

1. 発生機序による分類	血栓性	●動脈硬化性病変の狭窄度が徐々に進行し、最終的に血栓により生ずる脳虚血 ●症状は緩徐完成、進行、動揺することが多い
	塞栓性	●脳以外の血管や心臓で形成された血栓が、脳血管を閉塞することによる脳虚血 ●症状は突発的に発症することがほとんど
	血行力学性	●動脈硬化を基盤とした動脈狭窄・閉塞に、血圧低下、脱水、貧血、低酸素症が加わり、脳灌流圧が低下することによる脳虚血 ●同じ症状のTIAの既往がある場合が多い
2. 臨床分類		●アテローム血栓性脳梗塞 ●心原性脳梗塞 ●ラクナ梗塞 ●その他の脳梗塞

脳梗塞の病型と特徴

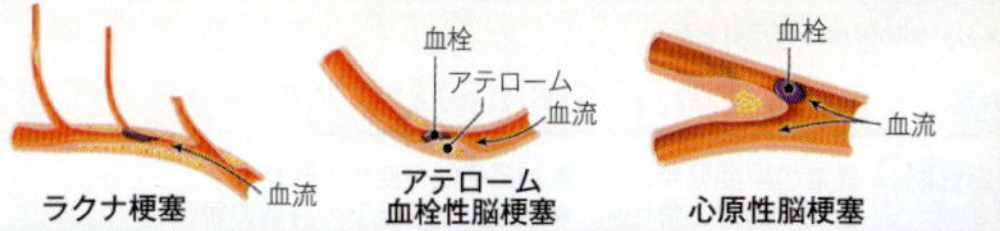

ラクナ梗塞 / **アテローム血栓性脳梗塞** / **心原性脳梗塞**

	ラクナ梗塞	アテローム血栓性脳梗塞	心原性脳梗塞
危険因子	●高血圧、糖尿病、加齢に伴う動脈硬化	●高血圧、糖尿病、脂質異常症、喫煙、加齢など	●心疾患（心房細動、弁膜症など）
原因	細い穿通枝の閉塞	主幹動脈のアテローム硬化による狭窄・閉塞	心臓内血栓や心臓を経由する塞栓子による脳動脈の閉塞
機序 血栓性	●	●	―
塞栓性	●	●	●
血行力学性	―	●	―
発症形式	比較的緩徐・軽症	段階進行	突発完成・重症
特徴	●発生箇所により、半身の運動障害、感覚障害、言語障害が起こることがある ●梗塞する領域が狭いため、比較的軽症 ●意識障害を起こすことは少ない	●血流障害を起こした血管の支配領域に対応したさまざまな神経症状 ●皮質症状（失語症、半側空間無視）	●突然発症、短時間で症状が完成 ●梗塞部位によって症状が異なる ●皮質を含む大梗塞であることが多く、梗塞部位の浮腫も強いため、予後不良例が多い

47

症状・疾患: 脳血管障害 — 脳梗塞

脳梗塞各期の病態と治療

病期	病態	治療目的	治療法	主な薬物*
超急性期	血栓・塞栓による血管閉塞	閉塞血管の再開通	血栓溶解療法	rt-PA（4.5時間以内） ウロキナーゼ（6時間以内）
超急性期～急性期	血栓の増大、梗塞の拡大	血栓形成・増大の防止	抗血小板療法	オザグレル、アスピリン
			抗凝固療法	アルガトロバン、ヘパリン、ワルファリン
		脳の保護	脳保護療法	エダラボン
	脳浮腫	脳ヘルニアの予防	抗脳浮腫療法	グリセオール、D-マンニトール
慢性期	回復	危険因子の管理	降圧療法、血糖コントロール、脂質異常症の管理、生活指導、運動療法、食事療法など	
		再発予防	抗血小板療法	アスピリン、クロピドグレル、シロスタゾール、チクロピジン
			抗凝固療法	ワルファリン

*各薬物の詳細は105頁参照

脳梗塞各期の看護のポイント

急性期	異常の早期発見、重篤化の回避、急性期リハビリテーション	●神経症状の変化の観察 ●急激な血圧低下の有無の観察 　脳梗塞急性期は脳血流自動調節能が破綻するため、脳血流は血圧の変化に伴い増減する➡脳血流を維持するため、血圧を下げすぎないこと ●水分バランスの維持。脱水に注意
慢性期	合併症予防、急性期～回復期リハビリテーション	●誤嚥防止 ●尿路感染予防 ●呼吸器感染予防 ●褥瘡予防 ●関節拘縮予防

脳卒中の血圧管理

脳出血	●収縮期血圧140mmHgの持続 ●外科治療を施行する場合は、より積極的な降圧
クモ膜下出血	●収縮期血圧140mmHg以下 ※ガイドラインや各施設において差がある
脳梗塞	●収縮期血圧180mmHg以上、拡張期血圧90mmHg以上にならない限り、降圧しない ●降圧時は、ニフェジピン舌下による急激な下降は禁忌 ●ジルチアゼムやニカルジピンの静注薬で緩徐に10～15％降圧 ●rt-PA治療時：治療中～治療後24時間は180/105mmHg未満へ降圧

症状・疾患 頭部外傷

頭部外傷の種類

頭皮の損傷	皮下血腫(いわゆる"こぶ")、帽状腱膜下血腫、骨膜下血腫、切創・裂創・挫創
頭蓋骨の損傷	線状骨折、陥没骨折、頭蓋底骨折、眼窩骨折、頬骨骨折
頸椎の損傷	頸椎損傷、頸髄損傷
硬膜・クモ膜の損傷	急性硬膜外血腫、急性硬膜下血腫、脳内血腫、慢性硬膜下血腫
脳の損傷	脳挫傷

頭部外傷の臨床的分類(荒木の分類)

第1型	単純型	受傷直後から脳からの症状がないもの
第2型	脳震盪型	意識障害が6時間以内に消失し、その他の脳の局所症状がないもの(短時日続く頭痛・嘔吐・めまいなどはあってもよい)
第3型	脳挫傷型	意識障害が受傷後6時間以上続くか、意識障害の有無にかかわらず脳の局所症状のあるもの
第4型	頭蓋内出血型	受傷直後の意識障害および局所症状が軽微であるかまたは欠如していたものが、時間がたつにつれて意識障害および局所症状が出てくるとか、それらの程度が増悪してくるもの

頭部外傷の重症度

		軽症	中等症	重症
		観察入院	厳重な管理のもとの経過観察入院、or予防的な外科的処置や頭蓋内圧モニタを考慮	外科的処置や頭蓋内圧モニタ等集中治療が必要
円蓋部骨折	線状骨折	①②を同時に満たす ①骨折線が血管溝と交差しない ②静脈洞部を超えない	①②のいずれかを満たす ①骨折線が血管溝と交差する ②静脈洞部を超える	
	陥没骨折	①②を同時に満たす ①1cm以下の陥没 ②非開放性	①②を同時に満たす ①1cm以下の陥没 ②陥没部が外界と交通しているもの(髄液の漏出はない)	①②③のいずれかを満たす ①1cmを超える陥没 ②開放性(髄液の漏出を認める) ③静脈洞圧迫に起因する静脈還流障害
頭蓋骨骨折			髄液漏の有無を問わず	大量の耳出血、あるいは鼻出血を伴う
脳挫傷、急性硬膜外血腫、急性硬膜下血腫、脳内血腫		①②③を同時に満たす ①GCS14, 15 ②脳ヘルニア徴候*なし ③Masseffect**なし	①②③を同時に満たす ①GCS 9〜13 ②脳ヘルニア徴候なし ③Masseffectなし	①②③を同時に満たす ①GCS 3〜8 ②脳ヘルニア徴候あり ③Masseffectあり

*脳ヘルニア徴候:意識障害を伴う瞳孔不同、片麻痺、Cushing徴候のいずれかがあり **Mass effect:頭部CT(モンロー孔レベル)で正中線構造の偏位が5mm以上、もしくは脳底槽が圧排、消失している所見

症状・疾患 頭部外傷

急性硬膜外血腫

概念	●血腫が硬膜と頭蓋骨の間にできたもの ●主な出血源は頭蓋骨骨折に伴って損傷された中硬膜動脈
症状	●意識清明期の後に生じる意識障害、頭痛、嘔吐 ●脳ヘルニアを起こす可能性が高く、手術が遅れると生命危機状態に直結する ●脳ヘルニアの所見：瞳孔不同、片麻痺、除脳硬直など
治療・ケア	●開頭・血腫除去術 ●脳ヘルニアの早期発見

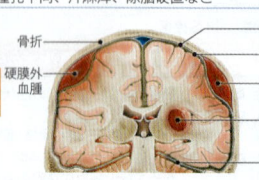

急性硬膜下血腫

概念	●血腫が硬膜とクモ膜の間にできたもの ●主な出血源は脳表の血管や橋静脈 ●受傷側と反対側の出血(対側損傷)が多い
症状	●意識障害 ●急性頭蓋内圧亢進症状：意識障害、呼吸障害、圧脈など ●脳損傷に相応した局所症状：麻痺など ●瞳孔不同、除脳硬直、除皮質硬直
治療・ケア	●広範囲減圧開頭術 ●硬膜下血腫除去術 ●人工呼吸器による呼吸管理 ●バイタルサインの観察

脳内血腫・脳挫傷

概念	●外力により、脳実質に挫滅および出血を生じたもの ●直撃損傷：外力が加わった側に生じる脳の損傷 ●反衝損傷：受傷部と対角線上の部位(対側)に生じる脳の損傷 ●脳挫傷は、前頭葉および側頭葉(特に下面および極)に生じることが多い
症状	●意識障害、意識清明期のあることも多い ●脳挫傷の部位により、片麻痺、痙攣、失語、錐体路症状、脳幹症状など
治療・ケア	●開頭・血腫除去術 ●広範囲減圧開頭術 ●持続髄液ドレナージ ●バイタルサイン、神経学的所見の観察

慢性硬膜下血腫

概念	頭部外傷3週間以上(多くは6～8週間)経過後、頭蓋内圧亢進症状、軽度の神経症候を呈するもの ●脳萎縮のある高齢者、大量のアルコール長期間摂取の高齢者に好発
症状	●頭痛・嘔気などの慢性頭蓋内圧亢進症状、認知症、片麻痺など
治療・ケア	●開頭・血腫除去術

症状・疾患 水頭症

水頭症の症状・ケア

概念	●脳脊髄液(髄液)が頭蓋内に過剰に貯留した状態	
原因	髄液産生過剰	●脈絡叢乳頭腫
	髄液通過障害	●脳室内腫瘍、脳室内血腫、先天奇形
	髄液吸収障害	●軟骨形成不全、静脈洞血栓症など
分類	発症時期による分類	●先天性／後天性 ●胎児／新生児／幼児／学童／成人 ●急性／亜急性／慢性
	原因による分類	●原発性(特発性)／続発性／原因不明
	病態による分類	●交通性／非交通性 ●内水頭症／外水頭症 ●高圧性／正常圧性
症状	急性非交通性水頭症	●頭痛、嘔吐、意識障害、外転神経麻痺など
	慢性交通性水頭症(正常圧水頭症)	●歩行障害、精神活動低下(認知症様症状)、尿失禁
	新生児期水頭症	●頭囲拡大、大泉門膨隆、頭皮の光沢化、眼球上転障害(落葉現象)の出現、一次性視神経萎縮、外転神経麻痺、透光試験陽性、マキューイン徴候、下肢の痙直など
	乳児期水頭症	●頭痛、嘔吐、うっ血乳頭、二次性視神経萎縮、外転神経麻痺など
治療・ケア	●シャント術(83頁参照)、内視鏡下第三脳室開窓術(ETV)、ドレナージ術 ●非交通性水頭症では血腫除去術 ●シャント術・ETVの場合の長期観察：急速なシャントチューブの閉塞・開窓部の閉鎖は、急激な頭蓋内圧亢進を引き起こす	

非交通性水頭症と交通性水頭症

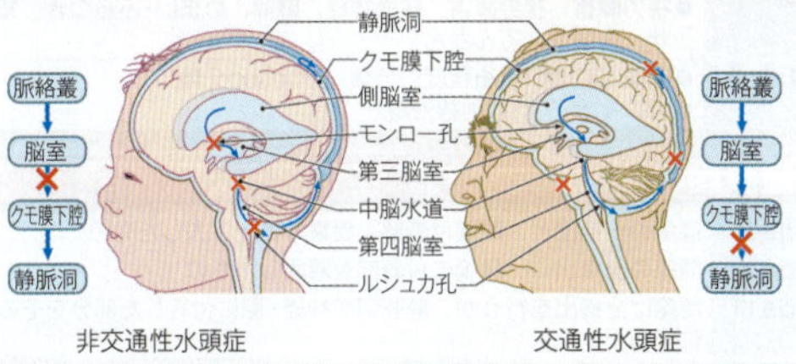

非交通性水頭症　　　　交通性水頭症

脳室間または脳室からクモ膜下腔への出口で閉塞・狭窄がある場合を非交通性、クモ膜下腔、または髄液吸収障害による場合を交通性という

脳腫瘍
発生部位／髄膜腫

脳腫瘍の発生部位と特徴

種類	特徴
髄膜腫	● 脳をおおう髄膜(特に硬膜)から発生する腫瘍 ● 予後は比較的良好
神経膠腫(グリオーマ)	● 神経膠細胞(グリア細胞)から発生した腫瘍 ● 浸潤性に増大し、予後不良 ● 神経膠芽腫、星細胞腫、悪性星細胞腫、上衣腫、稀突起膠腫、脈絡叢乳頭腫、その他の神経膠腫の順に多い
下垂体腺腫	● 下垂体の腺組織ら発生した腫瘍 ● ホルモン産生型と非産生型がある
神経鞘腫	● 末梢神経のシュワン細胞由来の腫瘍 ● 聴神経に発生することが多く、予後良好
頭蓋咽頭腫	● 視床下部および下垂体に近接する部位に、ラトケ嚢から発生する腫瘍 ● 予後は比較的良好
転移性脳腫瘍	● 脳以外でできた腫瘍が脳へ転移したもの ● 原発巣は肺癌、消化器癌、乳癌、腎膀胱癌、頭頸癌、子宮卵巣癌の順に多い

部位図ラベル:
- 頭蓋骨：頭蓋骨腫瘍
- 鞍上部・視交叉部・下垂体部：下垂体腺腫(成人)、頭蓋咽頭腫(小児)
- 大脳半球：神経膠腫、髄膜、髄膜腫
- 松果体部：松果体腫瘍
- 第四脳室：脳室上衣腫(小児)
- 小脳虫部：髄芽腫(小児)
- 小脳半球：血管芽腫(成人)
- 小脳橋角部：聴神経鞘腫
- 脳幹部：神経膠腫

髄膜腫の症状・治療・ケア

概念	● クモ膜の表層細胞から、硬膜を巻き込みながら増大する良性(悪性は約10%)の脳実質外腫瘍
好発部位	● 円蓋部、傍矢状洞部、大脳鎌、蝶形骨縁、嗅窩、鞍結節など
症状	● 髄膜腫出現部位による巣症状 ● 視力障害、視野障害、顔面神経、麻痺、めまい・ふらつき、知覚症状、失語症、てんかん
治療・ケア	● 開頭・摘出術(手術程度の分類：Simpson分類) ● ガンマナイフ・放射線治療

髄膜腫のSimpson分類

grade I	腫瘍の全摘出と、硬膜付着部、異常な骨を除去したもの
grade II	腫瘍の全摘出に、硬膜の付着部を凝固したもの
grade III	腫瘍は全摘出を行うが、静脈洞や神経・脳に付着した部分をそのままにする
grade IV	部分摘出
grade V	腫瘍生検に減圧手術を行ったもの

症状・疾患: 神経膠腫／下垂体腺腫

神経膠腫（グリオーマ）

概念	神経膠細胞（グリア細胞）が腫瘍化したもの	
症状	頭蓋内圧亢進症状	早朝頭痛、うっ血乳頭、嘔吐
	腫瘍の存在部位による巣症状	大脳半球：痙攣、失語、感覚障害、視野障害、片麻痺など
		視床下部・下垂体・視交叉：内分泌障害、無月経、末端肥大症、視力・視野障害など
		小脳症状：四肢体幹失調、めまい、嘔気・嘔吐、歩行障害など
		脳幹：構音障害、嚥下障害、眼球運動障害、聴力障害、嗄声など
治療・ケア	開頭・摘出術 化学療法 放射線治療	

● 悪性度分類

Grade	病理所見	予後
Grade I	限局性、良性	長期生存
Grade II	浸潤性、低悪性（細胞異型のみ）	5年以上
Grade III	退形成性（細胞異型と核分裂像）	2〜3年
Grade IV	悪性（細胞異型、核分裂像に加え、微小血管増生、壊死）	1年未満

下垂体腺腫

概念	脳下垂体前葉から発生する良性腫瘍 ホルモンの分泌から機能性腺腫と非機能性腺腫に大別される		
症状	非機能性腺腫	視野障害、視力低下、頭痛	
	機能性腺腫	成長ホルモン産生腫瘍	巨人症、末端肥大症、メタボリックシンドローム
		副腎皮質刺激ホルモン（ACTH）産生腫瘍	クッシング病（中心性肥満）
		プロラクチン産生腫瘍（プロラクチノーマ）	乳汁分泌、月経異常
治療・ケア	手術	経蝶形骨洞手術（81頁参照）	
	薬物療法	プロラクチノーマ：カベルゴリン（カバサール）、ブロモクリプチン（パーロデル）	

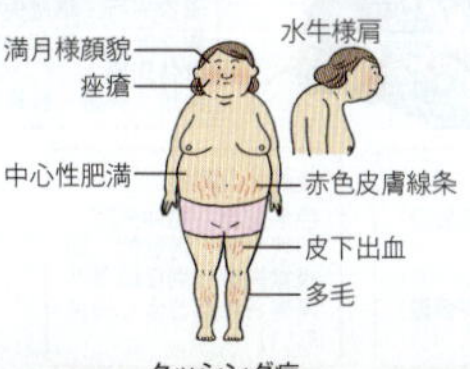

クッシング病: 満月様顔貌、痤瘡、中心性肥満、水牛様肩、赤色皮膚線条、皮下出血、多毛

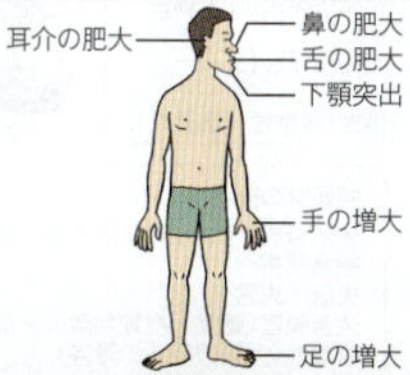

末端肥大症: 耳介の肥大、鼻の肥大、舌の肥大、下顎突出、手の増大、足の増大

症状と疾患 高次脳機能障害
高次脳機能障害

定義と種類

定義	脳損傷（脳血管疾患や変性疾患、頭部外傷など）に起因する認知障害。高次的な知的活動（言語・記憶・理解・判断・注意・学習・行為・感情など）が障害された状態		
種類	失語	失語症の分類参照	
	失行	観念失行	マッチ棒を擦って火をつける、歯みがきをするなど、手で道具を使う動作がうまくできない
		肢節運動失行	靴ひもを結ぶなど、単純な動作全般が器用にできない
		観念運動失行	「バイバイ」と手を左右に振る、歯みがきの動作をまねるなど、道具を使用しない一連の動作がうまくできない
	失認	視覚失認	見えてはいるが、それが何かを認知できない
		聴覚失認	聞こえてはいるが、音楽と雑音の違いなど、音の意味がわからない
		触覚失認	触覚は保たれてはいるが、何を触っているかわからない
		身体失認	体の空間像や位置関係が認知できない
		半側空間無視	大脳右半球障害により、対側からのすべての刺激を認識できなくなる
	前頭葉症状	認知面	注意障害・記憶障害・作話・病態失認・思考の柔軟性の低下・遂行機能障害
		行動面	自発性の低下・発動性の低下・運動保続・把握反射・運動持続困難・抑制の欠如
		情緒面	幼稚化・脱社会化・感情の変化・易怒性・脱抑制・周囲への関心の低下

●障害部位による機能障害

海馬・辺縁の障害
記憶障害
情動障害

前頭葉の障害
概念転換（柔軟な思考）傷害
感情抑制傷害（脱抑制・易怒性）
感情の組織化傷害（注意傷害・記憶障害）
言語の流暢性障害（ブローカー失語）
意欲の傷害（発動性・活動性）

頭頂葉の障害
半側空間無視
着衣失行・構成失行
観念失行・観念運動失行
身体失認
失読・失書・計算不能

側頭葉の障害
言語障害（ウェルニッケ失語・健忘失語）
記憶障害
失読、失言
注意障害（聴覚、視覚刺激の分析が困難）
攻撃性（大脳辺縁系の障害）

後頭葉の障害
色名失認　物体失認
相貌失認　地誌的失認
視覚失認（両後頭葉が障害されると全くみえない）

症状・疾患 失語症

失語症の分類

運動性失語	言葉の理解は可能だが、発語が非流暢で復唱が困難な状態
感覚性失語	発語は流暢だが、言葉の理解や復唱が困難な状態
全失語	発語や言葉の理解など、言語機能全般が著しく障害され、復唱もできない状態
健忘失語	失語自体は軽度で復唱も可能だが、換語困難(言いたい言葉が出てこない状態)が目立つ状態
伝導失語	失語自体は軽度だが、錯語(言葉の全体や一部の音が他の音に置き換わってしまう状態)が目立ち、復唱は困難な状態
超皮質性運動失語	発語は非流暢だが、復唱だけがよく保たれている状態
超皮質性感覚失語	言葉の理解は不良だが、復唱だけがよく保たれている状態
超皮質性混合型失語	言葉の理解は不良で発語も非流暢だが、復唱だけがよく保たれている状態

失語症の型分類

	発語	言葉の理解	復唱	その他
運動性失語	×	○〜△	×	
感覚性失語	○〜△	×	×	
全失語	×	×	×	
健忘失語	○	○	○	換語困難主体
伝導失語	○	○	×	錯語主体
超皮質性運動失語	×	○	○	
超皮質性感覚失語	○	×	○	
超皮質性混合型失語	×	×	○	

(発語:○流暢、×非流暢)

失語症と脳の障害部位

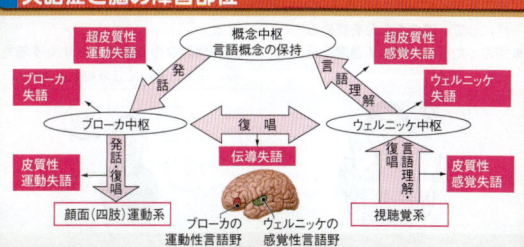

超皮質性運動失語 / 概念中枢 言語概念の保持 / 超皮質性感覚失語
ブローカ失語 — 発話 — 言語理解 — ウェルニッケ失語
ブローカ中枢 — 復唱(伝導失語) — ウェルニッケ中枢
皮質性運動失語 ← 発話・復唱 / 復唱・言語理解 → 皮質性感覚失語
顔面(四肢)運動系 / ブローカの運動性言語野 / ウェルニッケの感覚性言語野 / 視聴覚系

55

症状・疾患 高次脳機能障害 援助のポイント

失語・失行・失認・注意障害

失語
- 正面か左側に対面し、目線を合わせる
- イエス・ノーの合図を決めたり、ジェスチャー、絵カード、簡単な言葉カードなどを使用する
- 短い文や単語でゆっくりはっきり話す
- 最初の文字を言うなどのヒントで言葉を引き出す
- 表情や身振りを観察して患者の意思を受け止め、言葉で伝える

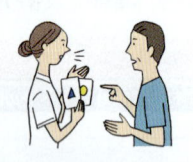

失認
半側空間無視
- 非無視側より話しかける
- 無視側に必要物品を置き、必ず意識して確認するようにそのつど説明する
- 視空間領域を広げるため、非無視側を壁側に移すなど、座る位置を工夫する

身体失認
- 患者自身が自分の身体を見たり触れたりする機会を設け、意識することが習慣化するように働きかける

描写試験

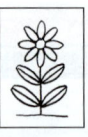

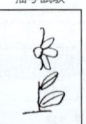

失行
- 手を添えた動作訓練を繰り返し行い、手続き記憶の学習を行う
- 模倣での動作訓練➡口頭指示による動作訓練を行う
- 患者と同じ視線・姿勢で動作を反復練習する
- 成功体験を身体記憶に連動させるため、ゆっくり確実にできることを目標にして、できたことを認める
- 間違った行為に対して過度な指摘・訂正をしない

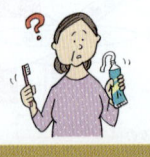

注意障害
- 刺激をなくし、静かで集中できる環境を整える
- 1つの動作から指導する
- 指導は、短時間でポイントを押さえて行い、間隔はあまりあけない
- 患者自ら声を出し行うよう促す
- 簡単な動作手順をベッドサイドに提示して、患者自身に気づきやすくさせる
- 誰の問題なのか認識しやすくするため、名前を書いて注意喚起する

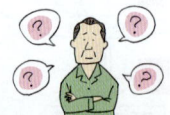

症状・疾患 認知症
症状

中核症状とBPSD

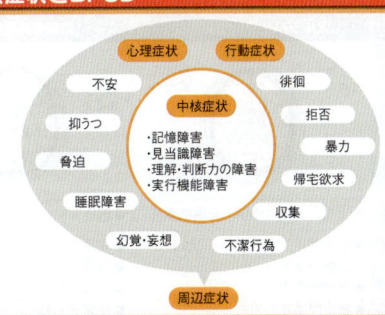

```
          心理症状         行動症状
      不安                      徘徊
   抑うつ        中核症状         拒否
             ・記憶障害
   脅迫       ・見当識障害        暴力
             ・理解・判断力の障害
             ・実行機能障害      帰宅欲求
    睡眠障害                    収集
       幻覚・妄想    不潔行為
                 周辺症状
```

認知症の中核症状

脳の細胞が壊れることによって、その細胞が担っていた機能が失われたために生じる症状

記憶障害	記銘力、記憶保持、想起力が低下する。新しいことが覚えられない。以前のことが思い出せない。即時記憶→近時記憶→遠隔記憶の順に失われやすい
見当識障害	記憶障害、理解力と判断力の低下のために時間・場所・人物の見当がつけられなくなる
理解・判断の障害	日常生活や職業に関連した問題を手順よく計画的に処理できない
実行機能障害	計画を立てたり、順序立てる、物事を具体的に進めていく能力が損なわれる

認知症の病型別に顕著なBPSD

	アルツハイマー型認知症	血管性認知症	レビー小体型認知症	前頭側頭型認知症
1位	徘徊	無気力	無気力	徘徊
2位	介護への抵抗	介護への抵抗	妄想	介護への抵抗
3位	無気力	暴言	幻視・幻聴	抑うつ
4位	帰宅願望	昼夜逆転	抑うつ	無気力
5位	昼夜逆転	妄想	介護への抵抗	妄想

平成22年度老人保健事業推進費等補助金(老人保健健康増進等事業分)事業．特別養護老人ホームにおける認知症高齢者の原因疾別アプローチとケアの在り方調査研究．2011.より引用・改変

症状・疾患 認知症
代表的認知症の比較

認知症の病型

	アルツハイマー型認知症	血管性認知症
脳の状態	脳全体の萎縮／脳室の拡大	微小脳梗塞巣
CT/MRI所見	● 海馬の萎縮→大脳の全般的萎縮	● 脳実質内に梗塞巣
特徴的な症状	● 記憶障害（近時記憶・エピソード記憶の障害） ● 見当識障害 ● 視空間認知の障害 ● 妄想（物盗られ妄想）	● 意欲の低下 ● 自発性低下 ● 感情失禁 ● 夜間せん妄 ● まだら認知症など
身体症状	● 老年期によく見られる病態（脱水、感染症など）→常に観察し、発見の遅れがないようにする（自らの訴えが少ない）	● 動脈硬化のリスク（高血圧症・心疾患・糖尿病など） ● 老年期によく見られる病態（脱水、感染症など）
人格変化	● 晩期に崩壊	● 保たれる
神経症状	● 局所神経症状は初期にはなし	● 排尿障害、歩行障害、麻痺、病的反射、仮性球麻痺に伴う嚥下障害、構音障害、パーキンソニズムなど
病理所見	● 神経原線維変化 ● 老人斑	● 梗塞巣など
治療・ケアのポイント	● 手続き記憶、意味記憶は比較的保たれやすいため、現存能力を評価し治療プログラムを作成する	● 精神活動性を上げるためのデイケアの活用、薬物療法 ● 夜間せん妄→規則正しい昼夜の生活リズム ● 脳血管障害の再発の予防 ● 転倒の予防
治療薬・改善薬	コリンエステラーゼ阻害薬等 ドネペジル（アリセプト） メマンチン（メマリー） ガランタミン（レミニール） リバスチグミン（リバスタッチ）	脳循環代謝改善薬 グラマリール ドグマチール セロクラール等 抗血小板薬 ワーファリン バイアスピリン プラビックス等

症状・疾患

	レビー小体型認知症	前頭側頭型認知症（ピック病）
脳の状態	後頭葉の変化により幻視が出現	前頭葉と側頭葉の萎縮
CT/MRI所見	●海馬の萎縮は比較的軽度	●前頭葉と側頭葉の萎縮
特徴的な症状	●幻覚、特に幻視 ●パーキンソニズム ●図形描写の障害 ●幻覚・妄想に基づく不安、焦燥、興奮、異常行動	●社会的行動や人格の異常 ●進行性非流暢性失語（滞続言語） ●常同行動（時刻表的な生活） ●失行、失認、無言・無動
身体症状	●繰り返す転倒・失神 ●抗精神病薬に対する感受性亢進 ●後頭葉で脳循環代謝の低下	●特徴的な身体症状はなし
人格変化	●晩期に崩壊	●早期に崩壊
神経症状	●パーキンソニズム（固縮・小刻み歩行） ●運動障害	●局所神経症状は初期にはなし
病理所見	●レビー小体	●ピック球（ピック病） ピック球：神経細胞内、特に樹状突起側に形成される球状物
治療・ケアのポイント	●幻視、幻聴、妄想に対する治療→抗精神病薬、抗パーキンソン病薬は精神症状の悪化を招くので慎重に	●手続き記憶、エピソード記憶、視空間認知能力を活かした場面の設定 ●被影響性の亢進、常同行動をリハビリに活用する ●生活行動をパターン化する ●立ち去りにくい環境設定
治療薬・改善薬	●アセチルコリンエステラーゼ阻害薬 ドネペジル（アリセプト）	周辺症状に対して、睡眠導入薬、精神安定薬、抗うつ薬、抗てんかん薬、抗パーキンソン薬が用いられる

認知症
認知症のスクリーニング

簡易精神状態検査(MMSE)

		質問内容	得点
1	(5点)	今年は何年ですか？(1点) 今の季節は何ですか？(1点) 今日は何曜日ですか？(1点) 今日は何月(1点)何日(1点)ですか？	
2	(5点)	ここは何県ですか？(1点) ここは何市ですか？(1点) ここは何病院ですか？(1点) ここは何階ですか？(1点) ここは何地方ですか？[例 関東地方](1点)	
3	(3点) 正答1個につき1点	相互に無関係な物品3個の名前を、検者が一秒間に一個ずつ言い、その後、患者さんに繰り返してもらう 3例すべて言うまで繰り返してもらう(6回まで)	
4	(5点) 正答1個につき1点	100から順に7を引き、答えさせる(5回まで) あるいは「フジノヤマ」を逆唱してもらう	
5	(3点) 正答1個につき1点	3で示した物品名を再度復唱してもらう	
6	(2点)	(時計を見せながら)これは何ですか？ (鉛筆を見せながら)これは何ですか？	
7	(1点)	次の文章を繰り返し言ってもらう 「みんなで力をあわせて綱を引きます」	
8	(3点)	(3段階の指示を患者さんにする) 「右手にこの紙を持ってください」(1点) 「それを半分に折りたたんでください」(1点) 「机の上に置いてください」(1点)	
9	(1点)	(次の文章を読んでその指示に従ってもらう) 「目を閉じてください」	
10	(1点)	(口頭で指示してください) 「何か文章を書いてください」	
11	(1点)	「下の図形と同じものを書いてください」	

合計得点　/30　カット・オフ・ポイントは23/24点とされている

症状・疾患

改訂長谷川式簡易知能評価スケール(HDS-R)

問	問題(採点基準)		得点
1	お歳はいくつですか？(2年までの誤差は正解)		0 1
2	今日は何年の何月何日ですか？ 年		0 1
	何曜日ですか？ 月		0 1
	(年月日、曜日それぞれ1点) 日		0 1
	曜日		0 1
3	私たちが今いるところはどこですか？ (自発的回答は2点。5秒おいて、家ですか？ 病院ですか？ 施設ですか？ の中から正解の場合は1点)		0 1 2
4	これから言う3つの言葉を言ってみてください。あとでまた聞きますのでよく覚えておいてください (以下の系列のいずれか1つ) 1：a) 桜　b) 猫　c) 電車 2：a) 梅　b) 犬　c) 自動車		0 1 0 1 0 1
5	100-7は？ それからまた7を引くと？ (100から7を順番に引いていく。最初の答えが不正解であればそこで打ち切る)	93 86	0 1 0 1
6	私がこれから言う数字を逆から言ってください。 (6-8-2、3-5-2-9を言ってもらう。三桁に失敗したら打ち切る)	2-8-6 9-2-5-3	0 1 0 1
7	先ほど覚えてもらった言葉をもう一度言ってみてください (自発的回答があれば各2点。回答がない場合、以下のヒントを与えて正解であれば各1点) a) 植物　b) 動物　c) 乗り物		a: 0 1 2 b: 0 1 2 c: 0 1 2
8	これから5つの品物を見せます。それを隠しますので何があったか言ってください (時計、鍵、ペン、たばこ、硬貨など相互に無関係なもの)		0 1 2 3 4 5
9	知っている野菜の名前をできるだけ多く言ってください (答えた野菜の名前を右欄に記入。途中で詰まり、約10秒待っても出ない場合はそこで打ち切る) 0〜5=0点、6=1点、7=2点、 8=3点、9=4点、10=5点		0 1 2 3 4 5
※最高得点：30点、 　20点以下：認知症 　21点以上：非認知症			合計得点

*改訂長谷川式簡易知能スケール(HDS-R: Revised Hasegawa dementia scale)

症状・疾患: 認知症
認知症の病期・重症度

CDR（Clinical Dementia Rating）

- 認知症の重症度を評価するための方法。記憶、見当識、判断力と問題解決、社会適応、家族状況および趣味、介護状況の6項目について、患者の診察や周囲の人からの情報で評価する
- 軽度認知障害（MCI）：①記憶障害の愁訴がある。②日常生活活動は正常。③全般的な認知機能は正常。④年齢に比して記憶力が低下（標準化された記憶検査で1.5SD以下）。⑤認知症は認めない。⑥CDR（Clinical Dementia Rating）が0.5

認知症の重症度

	健康 CDR 0	認知症疑 CDR 0.5	軽度認知障害 CDR 1	中等度認知症 CDR 2	高度認知症 CDR 3
記憶	時に若干のもの忘れ	良性健忘	中等度記憶障害 生活に支障	重度記憶障害 近時記憶の障害	重度記憶障害 断片的なことのみ記憶
見当識	十分にあり	時間に対し軽度の困難 他は正常	時間に対し中等度の困難 地理的障害の可能性	時間に対し重度の困難 地理的障害あり	自分についての見当識のみ
判断力と問題解決	適切	問題解決能力の障害が疑われる	複雑な問題解決に関する中等度障害	複雑な問題解決に関する重度障害	判断・問題解決ができない
社会活動	自立	軽度の障害	自立して機能できない	家庭外で自立して機能しない	
家庭・趣味	十分に保持	軽度の障害	困難な家事・趣味はやめている	単純な家事のみ維持	重要な機能が果たせない
身の回りの世話	自立		促すと自立	手伝いが必要	助けが必要

認知症の病期

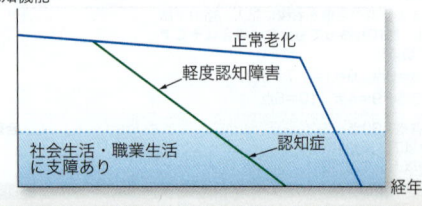

症状・疾患 神経筋疾患
分類

種類と原因

神経変性疾患	パーキンソン病	黒質の細胞変性によりドパミン産生が低下して錐体外路症状を呈する神経変性疾患
	筋萎縮性側索硬化症	運動ニューロンの変性疾患で、四肢・咽喉・舌の筋萎縮および筋力が低下し、四肢麻痺、嚥下障害、呼吸不全を生じる
	脊髄小脳変性症	小脳・脳幹から脊髄にかけての神経細胞が破壊されるために起こる運動失調を主徴とする神経変性疾患
	多系統萎縮症	オリーブ橋小脳萎縮症、線条体黒質変性症、シャイ・ドレーガー症候群など、進行性の小脳症状を呈する神経変性疾患
脱髄疾患	多発性硬化症	大脳、小脳、脳幹、脊髄の白質に、多発性限局性に脱髄病変(髄鞘が脱落する)が生じる
	ギラン・バレー症候群	上気道炎や胃腸炎などの先行感染の数週間後、筋性の脱髄が起こり、急性の運動麻痺をきたす
神経筋接合部疾患	重症筋無力症	アセチルコリン受容体抗体により神経筋接合部の伝導障害が起こり、複視・眼瞼下垂・嚥下困難・呼吸困難などをきたす。易疲労性により、午後から夕方にかけて悪化する
筋疾患	筋ジストロフィー	筋線維の変性・壊死により筋力低下をきたす遺伝性の筋疾患
	周期性四肢麻痺	随意筋に発作性に反復する可逆性の弛緩性麻痺が起こる。主に遺伝性で、血中カリウム濃度が関与する

変性疾患と脱髄疾患

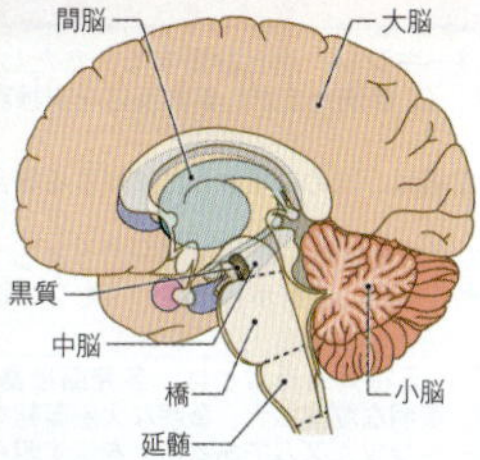

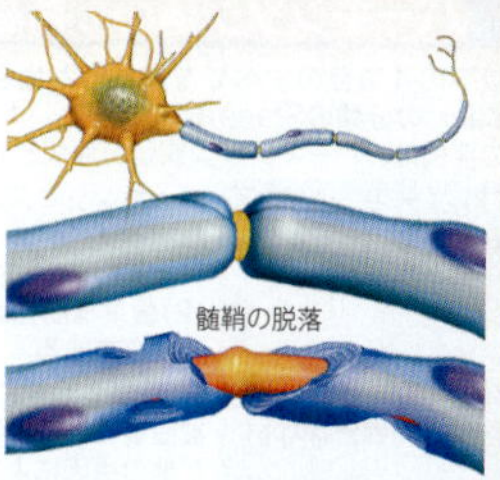

●変性疾患
ある特定の中枢神経細胞群が徐々に死滅(変性)して、脳や脊髄の機能が徐々に低下する

●脱髄疾患
髄鞘が脱落していく疾患で、脳・脊髄・末梢神経の機能が比較的急速に低下する

神経変性疾患 パーキンソン病

パーキンソン病の症状・ケア

症状	●振戦、固縮、無動、姿勢反射障害を4主徴という ●安静時に振戦が見られる(振戦) ●腕を他動的に屈曲し伸展すると歯車様、鉛管様の抵抗が見られる(固縮) ●自発的な動きが乏しく動作が緩慢となる(動作緩慢) ●顔の表情が少なくなり、瞬きが減る(仮面様顔貌)。動作緩慢と仮面様顔貌を合わせて無動という ●急に押されたり、倒れそうになった時バランスがとれなくなる(姿勢反射障害) ●はじめの一歩が出にくい(すくみ足)、いったん歩き出すと止まらなくなる(突進歩行)、小刻みで歩く(小刻み歩行)が見られる ●自律神経障害として起立性低血圧、唾液分泌亢進、便秘、排尿障害、脂漏性皮膚炎などがある
治療・ケア	●ドパミン受容体に結合し作用を発現するドパミンアゴニストが基本薬 ●ドパミン受容体刺激薬で改善が不十分な場合にL-ドーパ(レボドパ)を追加 ●アセチルコリンの作用を阻害する抗コリン薬を使用することもある ●ドパミン遊離促進薬(アマンタジン)、MAO-B阻害薬(セレギリン)、COMT阻害薬(エンタカポン)、L-ドーパ賦活薬(ゾニサミド)が用いられる ●薬の副作用、急に休薬した場合に悪性症候群になる危険性について十分に説明し、確実な服薬ができるよう説明する ●薬剤を指示どおりに服用しているにもかかわらず、症状の日内変動や急激な変化(オンオフ現象)があることを伝え、受診の必要性を説明する ●オンオフ現象や前方突進、姿勢障害がある時には転倒の危険性が高いことに注意し、事故防止に努める

パーキンソン病の診断基準

以下の4項目のすべてを満たした場合、パーキンソン病と診断する。ただし、Yahrの分類のStageは問わない。1、2、3は満たすが、薬物反応を未検討の症例は、パーキンソン病疑い症例とする

(1)パーキンソニズムがある	パーキンソニズムの定義は、次のいずれかに該当する場合とする (1)典型的な左右差のある安静時振戦(4~6Hz)がある (2)歯車様筋強直、動作緩慢、姿勢歩行障害のうち2つ以上が存在する
(2)脳CTまたはMRIに特異的異常がない	脳CTまたはMRIにおける特異的異常とは、多発脳梗塞、被殻萎縮、脳幹萎縮、著明な脳室拡大、著明な大脳萎縮など他の原因によるパーキンソニズムであることを示す明らかな所見の存在をいう
(3)パーキンソニズムを起こす薬物・毒物への曝露がない	薬物に対する反応はできるだけドパミン受容体刺激薬またはL-ドーパ製剤により判定することが望ましい
(4)抗パーキンソン病薬にてパーキンソニズムに改善がみられる	

厚生労働省特定疾患調査研究班(神経変性疾患調査研究班)による診断基準

症状・疾患 パーキンソン病

パーキンソン病の重症度分類：ホーンエン・ヤールの分類

Stage I	症状は一側性で、機能障害はないかあっても軽微
Stage II	両側性の障害があるが、姿勢保持の障害はない。日常生活、職業には多少の障害があるが行える
Stage III	姿勢保持障害が見られる。活動はある程度制限されるが、職業によっては仕事が可能。機能的障害は軽度ないし中等度だが、独りでの生活は可能
Stage IV	重篤な機能障害があり、自力のみでの生活は困難となるが、支えられずに立つこと、歩くことはどうにか可能
Stage V	立つことも不可能で、介助なしではベッドまたは車椅子での生活を強いられる

レボドパの副作用

原因		症状	対策
ドパミンの過剰分泌	消化器症状	悪心・嘔吐、食欲不振	● 食直後の服薬 ● 食前の制吐剤服用 ● 脱炭酸酵素阻害薬合剤の使用
	不随意運動（ジスキネジア）	落ち着きなく手足が勝手に動く	● レボドパ量の調整 ● レボドパの分割投与 ● 脱炭酸酵素阻害薬合剤の使用
	精神症状	幻視、せん妄	● レボドパの減量
	循環器症状	動悸、不整脈、起立性低血圧など	● 脱炭酸酵素阻害薬合剤の使用 ● 低血圧治療薬の併用
長期服用	ウェリングオフ現象	同量のL-ドーパを使用しても薬効時間が短くなる	● レボドパの分割投与 ● ドパミンアゴニスト、MAO-B阻害薬、COMT阻害薬の併用
	オンオフ現象	急激に症状がよくなったり、悪くなったりする	
中断・感染	悪性症候群	高熱、意識障害、発汗、頻脈、振戦、筋硬直、ミオグロビン尿	● ダントロレンの投与 ● 十分量の輸液 ● クーリング ● 患者教育

薬剤性パーキンソニズム

概念		医薬品の副作用としてパーキンソン症状が現れるもの
危険因子		高齢者、女性、薬物量が多い
観察		無動、固縮、振戦、突進現象、姿勢反射障害、仮面様顔貌、便秘
薬剤性パーキンソニズムを起こす薬剤	抗精神病薬	クロルプロマジン、ハロペリドール、ピモジドなど
	抗うつ薬	スルピリド、イミプラミン、アミトリプチリンなど
	精神症状抑制薬	グラマリール
	制吐薬	メトクロプラミド、フェノチアジン系
	消化器用薬	ドンペリドン、リサモール、ザンタックなど
	脳循環改善薬	フルナリジン、シンナリジン
	降圧薬	ジルチアゼム、カルスロット、アムロジン、レセルピンなど

神経変性疾患
筋萎縮性側索硬化症（ALS）

ALSの症状・ケア

症状	●多くの場合筋力低下は上肢の手指筋から始まり、徐々に下肢・全身に及ぶ ●舌や口蓋筋・咽頭筋も障害され、舌の萎縮、構音障害、嚥下障害が見られる ●最終的には呼吸筋がおかされ、呼吸障害が起こる ●眼球運動障害、感覚障害、褥瘡、膀胱直腸障害は起こらない（4大陰性症状） ●知的能力は低下しない
治療・ケア	●リルゾール（グルタミン酸拮抗薬）が進行を遅らせるために投与される ●ビタミン剤や痙直を取り除く筋弛緩薬が使用されることもある ●筋低下、関節拘縮を防ぐため、ストレッチなどを進める ●呼吸筋麻痺が強くなり、自発呼吸が弱くなれば人工呼吸器による呼吸管理を行う

ALSの診断基準

(1) 主要 項目	(1)以下の①〜④のすべてを満たすものを、筋萎縮性側索硬化症と診断する
	①成人発症である
	②経過は進行性である
	③神経所見・検査所見で、右記の1.か2.のいずれかを満たす。	1. 1つ以上の領域に上位運動ニューロン徴候を認め、かつ2つ以上の領域に下位運動ニューロン症候がある 2. SOD1遺伝子変異など既知の家族性筋萎縮性側索硬化症に関する遺伝子異常があり、身体の1領域以上に上位及び下位運動ニューロン徴候*がある
	④(3)鑑別診断で挙げられた疾患のいずれでもない
(2) 針筋電 図所見	①進行性脱神経所見：線維性収縮電位、陽性鋭波など
	②慢性脱神経所見：長持続時間、多相性電位、高振幅の大運動単位電位など
(3) 鑑別 診断	①脳幹・脊髄疾患：腫瘍、多発性硬化症、頸椎症、後縦靭帯骨化症など
	②末梢神経疾患：多巣性運動ニューロパチー、遺伝性ニューロパチーなど
	③筋疾患：筋ジストロフィー、多発筋炎など
	④下位運動ニューロン障害のみを示す変性疾患：脊髄性進行性筋萎縮症など
	⑤上位運動ニューロン障害のみを示す変性疾患：原発性側索硬化症など

症状・疾患: 脊髄小脳変性症

脊髄小脳変性症の症状・ケア

症状	●小脳機能障害による運動失調(酩酊様歩行、体幹失調、構音障害、眼振、姿勢反射失調) ●延髄機能障害による運動失調の症状(パーキンソニズム) ●自律神経障害(起立性低血圧、睡眠時無呼吸、発汗障害、尿失禁) ●不随意運動(ミオクローヌス、舞踏運動、ジストニア)
治療・ケア	●小脳症状➡プロチレリン(TRH製剤)、タルチレリン(TRH誘導体) ●パーキンソニズム➡レボドパ ●自律神経症状➡ミドドリン(起立性低血圧)、α遮断薬(尿失禁) ●対症療法 ●リハビリテーション

脊髄小脳変性症の診断基準

脊髄小脳変性症は運動失調を主要症候とする原因不明の神経変性疾患の総称であり、臨床、病理あるいは遺伝子的に異なるいくつかの病型が含まれる。臨床的には以下の特徴を有する

(1)小脳性ないしは後索性の運動失調を主要症候とする

(2)徐々に発病し、経過は緩徐進行性である

(3)病型によっては遺伝性を示す。その場合、常染色体優性遺伝性であることが多いが、常染色体劣性遺伝性の場合もある

(4)その他の症候として、錐体路徴候、錐体外路徴候、自律神経症状、末梢神経症状、高次脳機能障害などを示すものがある

(5)頭部のMRIやX線CTにて、小脳や脳幹の萎縮を認めることが多く、大脳基底核病変を認めることもある

(6)脳血管障害、炎症、腫瘍、多発性硬化症、薬物中毒、甲状腺機能低下症など二次性の運動失調症を否定できる

厚生労働省特定疾患調査研究班(運動失調調査研究班)による診断基準

脊髄小脳変性症の分類と特徴

疾患	変性部位	主要症状
マチャドジョセフ病	小脳・橋	小脳性失調に、多くはジストニア、筋萎縮を伴う
フリードライヒ失調症	脊髄後索・小脳	脊髄後索性失調、深部感覚障害、腱反射消失、バビンスキ反射、足変形、脊椎側彎
歯状核赤核淡蒼球ルイ体萎縮症(DRPLA)	歯状核、赤核、淡蒼球、ルイ体	若年型では、てんかん、ミオクローヌス、認知症、早期成人型では、認知症、小脳失調、舞踏病アテトーゼ、遅発成人型では、小脳失調、舞踏病アテトーゼ

症状疾患 脱髄疾患
ギラン・バレー症候群

ギラン・バレー症候群の症状・ケア

症状	● 上気道炎や胃腸炎などの先行感染の数日〜数週間後、上肢から下肢に対称性の運動麻痺が進行 ● 手袋・靴下型と呼ぶ四肢遠位部のしびれ感 ● 重症例では呼吸筋が障害され人工呼吸器管理が必要となることもある ● 神経症状は、通常発症から4週間(遅くとも8週間)以内にピークに達し、その後は軽快していく ● 後遺症(筋力低下、麻痺)が残る例、まれに死亡する例もある
治療・ケア	● 軽症➡保存的治療 ● 中等症➡血漿交換療法、免疫グロブリン大量療法 ● 重症➡上記に加え、気管挿管、人工呼吸管理

ギラン・バレー症候群の診断基準

I. 診断に必要な特徴	一肢以上の進行性の筋力低下 深部反射の消失
II. 診断を強く支持する特徴	A. 臨床的特徴(重要順) 1. 進行:筋力低下の症候は急速に出現するが、進行は4週までに停止する。約50%の症例が2週までに、80%が3週までに、90%以上が4週までにピークに達する 2. 比較的対称性:完全な左右対称性はまれであるが、1肢が障害された場合、反対側も障害されるのが普通である 3. 軽度の感覚障害 4. 脳神経障害:顔面の筋力低下は約50%に見られ、両側性であることが多い。他の脳神経も障害されることがあり、特に舌や嚥下筋の支配神経、ときに外眼筋支配神経が障害される。ときには(5%未満)、外眼筋支配神経または他の脳神経障害で発症することがある 5. 回復:進行が停止してから2〜4週で回復し始めるのが普通である。回復が数か月遅れることもある。多くの患者は機能的に回復する 6. 自律神経機能障害:頻脈やその他の不整脈、起立性低血圧、高血圧、血管運動症状の出現は診断を支持する。これらの所見は変動することがあり、肺塞栓症など他の原因を除外する必要がある 7. 神経症状の発症時には発熱がない B. 髄液所見(蛋白細胞解離) 1. 髄液蛋白:発症1週間以降で髄液蛋白が増加している 2. 髄液細胞:単核球で、10/mm^{3}以下 C. 筋電図所見 経過中、症例の80%に神経伝導速度の遅延あるいは伝導ブロックを認め、伝導速度は正常の60%以下となることが多い。しかしすべての神経が均等に障害されるのではない

日本神経治療学会・日本神経免疫学会合同神経免疫疾患治療ガイドライン委員会. 神経免疫疾患治療ガイドライン ギラン・バレー症候群(GBS)/慢性炎症性脱髄性多発ニューロパチー(CIDP)治療ガイドライン. 神経治療学 2003; 20: 193-210.より引用・改変

症状・疾患: 神経筋接合部疾患
重症筋無力症

重症筋無力症の症状・ケア

症状	● 初発症状：眼瞼下垂（まぶたが下がる）と複視（物が二重に見える） ● 喉頭筋・咽頭筋・舌筋・咀嚼筋の筋力低下による嚥下障害・構音障害 ● 症状は日内変動：午前は軽度、午後に症状が強くなる ● 感染・月経・ストレスにより症状が増悪（クリーゼ） ● テンシロンテスト陽性：テンシロンの静注射により症状が改善 ● 胸腺肥大や胸腺腫の合併が多いしていることが多い
治療・ケア	● 眼筋のみに限局する場合は抗コリンエステラーゼ薬を用いる ● 抗コリンエステラーゼ薬が過量の場合は逆に効果が低下し、クリーゼを起こす場合がある。クリーゼを起こした場合には呼吸停止の危険性も考え、緊急時にはすぐ対応できるように観察を密にする ● 手術療法 ➡ 胸腺摘出を行うことがある ● 血漿交換、免疫抑制療法 ● 症状悪化の誘因である感染、疲労、過度の熱や寒冷を避け、規則正しい日常生活を送るように説明する

● 重症筋無力症の神経筋接合部

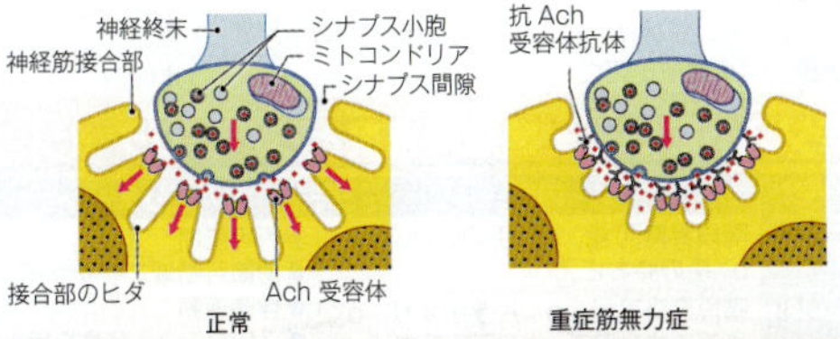

神経終末　シナプス小胞　抗Ach受容体抗体
神経筋接合部　ミトコンドリア　シナプス間隙
接合部のヒダ　Ach受容体
正常　　重症筋無力症

重症筋無力症の診断基準

必発事項	運動を繰り返すことによって眼筋、嚥下筋など一部の筋力または全身の筋力が低下し、休息によって一時的に回復する
参考事項	1. 抗コリンエステラーゼ薬（アンチレクス 2〜10mg 静注またはワゴスチグミン 0.5mg 筋注）により症状が改善する 2. 次の症状を示すことが多い：a.眼瞼下垂、b.眼球運動障害ないし複視、c.嚥下困難、d.言語障害、e.歩行ないし運動障害、f.呼吸困難 3. 症状に日内変動がある 4. 筋電図検査によりwaning（漸減）現象が認められる（随意収縮時または50cps以下の最大連続刺激による誘発筋電図による） 5. 次の合併症ないし症状を伴うことがある：a.胸腺腫、b.甲状腺機能異常、c.筋萎縮 6. 錐体路徴候や知覚障害を伴わない

厚生労働省特定疾患調査研究班（重症筋無力症調査研究班）による診断基準

症状・疾患 筋疾患
筋ジストロフィー

筋ジストロフィーの症状・ケア

症状	● 運動発達の遅れ、動揺性歩行(骨盤が傾くことにより歩行時上半身が左右に揺れる)、転倒 ● ふくらはぎの仮性肥大 ● 登攀性起立(ガワーズ徴候)：うつぶせの姿勢から立ち上がる際、手をついて順次下腿から上に上げていく
治療・ケア	● 機能障害を軽減し、変形を防ぐため補助装具の使用 ● 残存機能を維持し、ADLの自立を図る ● 末期には呼吸不全が進行していくので、合併症を予防しながら呼吸管理

筋ジストロフィーの病型

	デュシェンヌ型	肢帯型	顔面肩甲上腕型
遺伝	伴性劣性遺伝	常染色体劣性遺伝	常染色体優性遺伝
発症年齢	小児(2～4歳)	小児～成人(20～30歳)	小児～成人
性別	男	男・女	男・女
初発部位	下肢	腰か肩甲	上肢(肩甲)
仮性肥大	あり	弱くあり	なし
関節拘縮	あり	時にあり	まれにあり
進行	早い(数年)	中間(数年～10数年)	遅い
生命予後	20歳前後死亡	多くはよい	よい

筋ジストロフィー機能障害度とリハビリテーション

ステージ	内容	リハビリテーション
ステージⅠ	階段昇降可能 a：手の介助なし b：手の膝おさえ	歩行可能期 ● 関節可動域エクササイズ ● 伸張運動 ● スプリント・装具を用いた起立補助具 ● 外科的アプローチ
ステージⅡ	階段昇降可能 a：片手手すり b：片手手すり膝手 c：両手手すり	
ステージⅢ	椅子からの起立可能	
ステージⅣ	歩行可能 a：独歩で5m以上 b：一人では歩けないが物につかまれば歩ける(5m以上) 1)歩行器 2)手すり 3)手びき	
ステージⅤ	起立歩行は不能であるが、四つ這いは可能	車椅子が必要になる時期 ● 徒手的理学療法 ● シーティングによる座位保持環境設定 ● 体幹装具の使用
ステージⅥ	四つ這いも不可能であるが、いざり這行は可能	
ステージⅦ	いざり這行も不可能であるが、座位の保持は可能	
ステージⅧ	座位の保持も不能であり、常時臥床状	呼吸管理の適応になる時期 ● 呼吸不全・心不全に対する全身管理(NPPV) ● 電動車椅子 ● 環境制御装置(ECS)などの支援技術

厚生省分類(新分類)

急変対応 心肺蘇生
心肺蘇生

成人の医療用BLSアルゴリズム

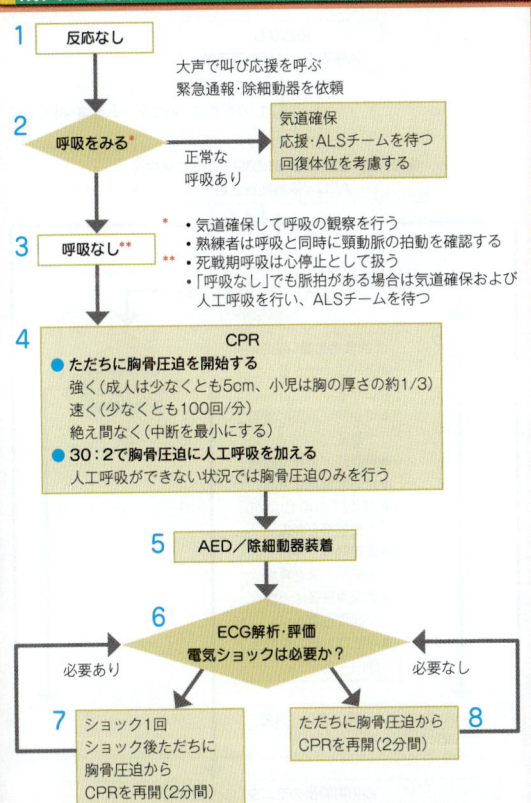

1 反応なし

↓ 大声で叫び応援を呼ぶ
緊急通報・除細動器を依頼

2 呼吸をみる*

→ 正常な呼吸あり → 気道確保
応援・ALSチームを待つ
回復体位を考慮する

↓

3 呼吸なし**

* ・気道確保して呼吸の観察を行う
・熟練者は呼吸と同時に頸動脈の拍動を確認する
** ・死戦期呼吸は心停止として扱う
・「呼吸なし」でも脈拍がある場合は気道確保および人工呼吸を行い、ALSチームを待つ

↓

4 CPR
● ただちに胸骨圧迫を開始する
　強く（成人は少なくとも5cm、小児は胸の厚さの約1/3）
　速く（少なくとも100回/分）
　絶え間なく（中断を最小にする）
● 30：2で胸骨圧迫に人工呼吸を加える
　人工呼吸ができない状況では胸骨圧迫のみを行う

↓

5 AED／除細動器装着

↓

6 ECG解析・評価
電気ショックは必要か？

← 必要あり　　　　　必要なし →

7 ショック1回
ショック後ただちに
胸骨圧迫から
CPRを再開(2分間)

8 ただちに胸骨圧迫から
CPRを再開(2分間)

ALSチームに引き継ぐまで、あるいは患者に正常な呼吸や目的のある仕草が認められるまでCPRを続ける

JRC蘇生ガイドライン2010より引用

急変対応 心肺蘇生
心肺蘇生

ALSアルゴリズム

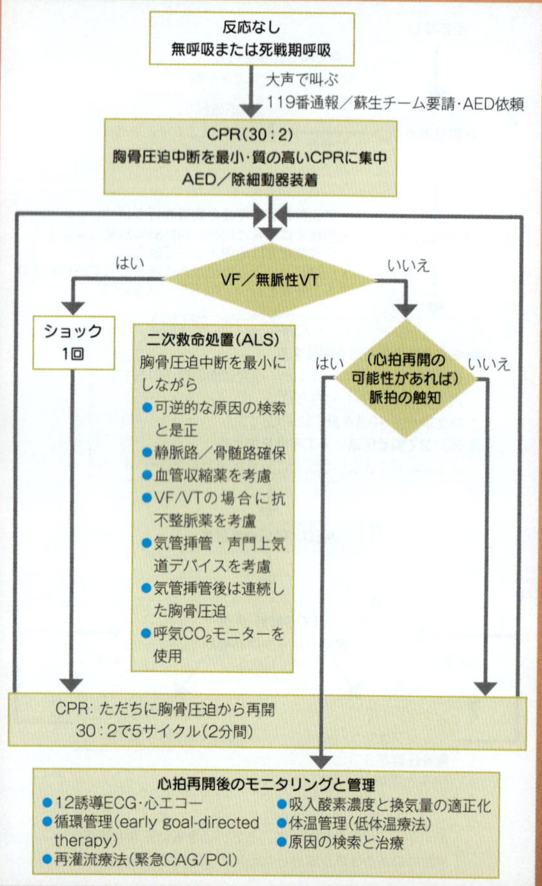

```
反応なし
無呼吸または死戦期呼吸
      ↓ 大声で叫ぶ
        119番通報／蘇生チーム要請・AED依頼
CPR（30：2）
胸骨圧迫中断を最小・質の高いCPRに集中
AED／除細動器装着
```

VF／無脈性VT

- はい → ショック1回
- いいえ → （心拍再開の可能性があれば）脈拍の触知

二次救命処置（ALS）
胸骨圧迫中断を最小にしながら
- 可逆的な原因の検索と是正
- 静脈路／骨髄路確保
- 血管収縮薬を考慮
- VF/VTの場合に抗不整脈薬を考慮
- 気管挿管・声門上気道デバイスを考慮
- 気管挿管後は連続した胸骨圧迫
- 呼気CO₂モニターを使用

CPR：ただちに胸骨圧迫から再開
30：2で5サイクル（2分間）

心拍再開後のモニタリングと管理
- 12誘導ECG・心エコー
- 循環管理（early goal-directed therapy）
- 再灌流療法（緊急CAG/PCI）
- 吸入酸素濃度と換気量の適正化
- 体温管理（低体温療法）
- 原因の検索と治療

JRC蘇生ガイドライン2010より引用

急変対応 緊急薬剤

心肺蘇生で用いる主な薬剤と使い方

一般名	商品例	使用方法
アドレナリン	ボスミン注 アドレナリン注0.1%シリンジ「テルモ」	●初回、1mg/1Aを静脈路より急速投与。続いて生理食塩液20mLで後押しし、静脈路を確保している肢を10～20秒挙上 ●効果がない場合、1mg/1Aを3～5分毎に反復投与
バソプレシン	ピトレシン注射液	●アドレナリンの1回目または2回目投与のいずれかを、バソプレシン40単位の静脈路からの急速投与に代用可能 ●冷所保存で管理
リドカイン	静注用キシロカイン2% オリベス静注用2% リドカイン静注用2%シリンジ「テルモ」	●アドレナリン投与後もVF/無脈性VTが続く場合に投与 ●初回、1.0～1.5mg/kgを静脈路より急速投与。続いて生理食塩液20mLで後押しし、静脈路を確保している肢を10～20秒挙上 ●効果がない場合、0.5～0.75mg/kgを追加投与 ●最大3回まで投与可能であるが、極量は3mg/kg ●中毒症状(催不整脈作用)が現れることがあるので、患者の観察を十分に行う
アミオダロン	アンカロン注150	●初回、300mgを静脈内または骨髄内投与 ●2回目、150mgを静脈内または骨髄内投与 ●バイアル製剤のため、溶解して使用
マグネシウム	静注用マグネゾール20mL	●VF/無脈性VTによる心停止が、トルサド・ド・ポアンツに合併している場合に投与可能 ●1～2gを10mLの5%ブドウ糖液で希釈し、5～20分かけて静脈内に投与
アトロピン	アトロピン硫酸塩注0.5mg「フソー」 アトロピン硫酸塩注0.5mg「タナベ」 アトロピン注0.05%シリンジ「テルモ」	●心静止や徐脈性PEAの場合、1.0mgを静脈路より急速投与、続いて生理食塩液20mLで後押しし、静脈路を確保している肢を10～20秒挙上 ●効果がない場合、1.0mg/2Aを3～5分毎に反復投与 ●最大3回まで投与可能であるが、極量は3mg ●頻脈性のPEAには使用不可 ●1A＝0.5mgであるため、心停止時は1mg(2A)の投与 ●ST上昇型心筋梗塞でブロックを伴う徐脈は、すべてアトロピン禁忌
ドパミン	イノバン注100mg イノバン注0.3%シリンジ 他に、カタボンHi注、カタボンLow注、カコージンD注など	●蘇生成功後、心拍出量維持の目的で、必要時5μg/kg/分から使用開始 ●厳密な投与量の調整が必要な場合や、微量注入(通常、10mL/分以下)する場合、シリンジ薬剤ではシリンジポンプ、点滴製剤では輸液ポンプを使用 ●pH8.0以上になると着色することがあるので、重炭酸ナトリウムのようなアルカリ性薬剤と混合しない
炭酸水素ナトリウム	メイロン静注7%	●初期投与量は1mEq/kg、その後は血液ガス分析を実施し、その結果に基づいた投与を行う。完全補正は行なわないほうがよい ●単に代謝性のアシドーシスを示す状況での投与は推奨されていない

急変対応

心肺停止バイタルサインのチェックポイント

バイタルサイン	チェックポイント	方法	対応
意識	深昏睡かどうかを確かめる ● 患者に呼びかける ● 患者に刺激を与える 反応がなければ深昏睡	p.15参照	● 医療スタッフの応援を求める ● 心肺蘇生法を実施する p.72参照
呼吸	気道を確保し、自発呼吸の有無を把握する	p.17参照	
脈拍	頸動脈を触知し、心拍動の有無を把握する		

急変徴候のチェックポイント

バイタルサイン	チェックポイント
意識	● いつもと異なる言動：会話がおかしい、多弁である、不要な言動がある、表情が変化している
呼吸	● 呼吸回数の増加：頻呼吸　　　　　　　　　　　　　　p.17参照 ● 呼吸の深さの増加：過呼吸 ● 異常な呼吸パターン：クスマウル呼吸、チェーンストークス呼吸、ビオー呼吸、あえぎ呼吸、群発呼吸、気管支喘息発作、失調性呼吸 ● 努力呼吸：鼻翼呼吸、下顎呼吸 ● 異常な呼吸音：ラ音、呼吸音減弱
脈拍	● 脈拍数の増加：頻脈 ● 脈拍数の減少：徐脈 ● 異常な脈拍リズム：脈拍欠損、交互脈、不整脈
血圧	● 安静時収縮期血圧の20〜30％の上昇または低下 ● 拡張期血圧が120〜130mmHg以上に上昇 ● 脈圧の狭小化
体温	● 異常な熱型：弛張熱、稽留熱 ● 悪寒、戦慄
顔貌	● 赤ら顔　　● 青白い顔　　● チアノーゼ ● 無欲様の表情　　● 苦悩様の表情
皮膚	● 異常発汗　　● 冷汗　　● 末梢冷感
姿勢	● 起立できないことによる受動的臥位 ● 仰臥することが楽なことによる能動的臥位 ● 頻回な姿勢の変更 ● 起座呼吸 ● エビのような姿勢 ● 後弓反張（体を弓のように反らせる）

急変対応 ショック対応

ショックの5P（5つの症状）

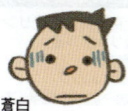

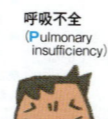

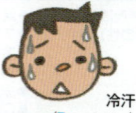

- 蒼白（Pallor）
- 呼吸不全（Pulmonary insufficiency）
- 冷汗（Perspiration）
- 虚脱（Prostration）
- 脈拍不触（Pulselessness）

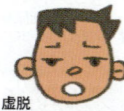

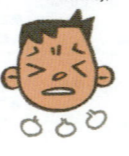

キャピラリーリフィリングタイム（CRT）

- 爪床部を押してみて、爪の色が元に戻るまでの時間を見ること

3秒以上：末梢循環不全、ショックの徴候

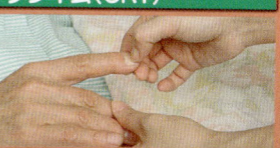

ショックスコア：ショックの重症度評価

(全身状態の変動を定量的に表す。5点以上をショックと診断する)

項目 スコア	0	1	2	3
収縮期血圧（BP）(mmHg)	100≦BP	80≦BP<100	60≦BP<80	BP<60
脈拍数（PR）(回/分)	PR≦100	100<PR≦120	120<PR≦140	140<PR
base excess（BE）(mEq/L)	−5≦BE≦+5	±5<BE≦±10	±10<BE≦±15	±15<BE
尿量（UV）(mL/時)	50≦UV	25≦UV<50	0<UV<25	0
意識状態	清明	興奮から軽度の応答の遅延	著明な応答の遅延	昏睡

5項目のスコアで判定	0〜4点	5〜10点	11〜15点
	非ショック	軽症及び中等症ショック	重症ショック

日本救急医学会監修：標準救急医学，192，医学書院，2001より引用改変
(Ogawa R,et al:Jap J Surg 12:122,1982より邦訳引用)

急変対応 ショック対応

各ショックの特徴と輸液／薬剤

ショックの分類	特徴	対応時の輸液・薬剤
循環血液量減少性（出血性）ショック	●減・微弱・頻脈 ●チアノーゼ ●冷感、蒼白、冷汗 ➡例：冷たく湿っている ●尿量減少 ●CVP**下降	●細胞外液製剤－乳酸リンゲル液・酢酸リンゲル液 ●代用血漿剤－ヘスパンダー・低分子デキストラン ●血漿製剤－加熱人血漿・新鮮凍結血漿
心原性ショック	●不整脈 ●湿性ラ音（心不全徴候） ●呼吸困難 ●胸痛（前駆症状） ●CVP上昇	●フォレスターⅢ：乳酸リンゲル液＋ドブタミン・ドパミン ●フォレスターⅣ：利尿薬、血管拡張薬・ドブタミン・ドパミン
感染性ショック	●皮膚が温かく紅潮（悪化で蒼白） ●不穏・興奮	●細胞外液製剤－乳酸リンゲル液 ●ドパミン・ノルアドレナリン
神経原性ショック	●顔面蒼白 ●徐脈 ●CVP下降あるいは変化なし	●細胞外液製剤－乳酸リンゲル液・酢酸リンゲル液 ●硫酸アトロピン・塩酸イソプロテレノール
アナフィラキシーショック	●じんましん ●四肢末梢のしびれ ●呼吸困難、咳嗽	●ステロイド薬・抗ヒスタミン薬 ●アドレナリン

＊下の表は臨床上の特徴をつかみやすくする意図で、古いショックの分類に基づいて表記しています。　＊＊CVP:central venous pressure 中心静脈圧

ショックによる臨床症状と出血量

出血量の推定（mL）	出血量（循環血液量%）	臨床症状	Ht値（%）	心拍数（HR：回/分）	収縮期血圧（sBP：mmHg）	ショック指数（HR÷sBP）
750mL	15%以下	めまい、立ちくらみ、皮膚冷感	42%	60回/分	120mmHg	0.5
750～1250mL	15～25%	冷汗、皮膚の湿潤、四肢冷感、蒼白、全身倦怠感、口渇、めまい～失神	38%	100回/分	100mmHg	1
1250～1750mL	25～35%	不安、興奮、錯乱、毛細血管再充満時間（CRT）低下	34%	100～120回/分	90mmHg以下	1.5
1750～2300mL	35～45%	橈骨動脈触知不可、呼吸促迫、傾眠、反応の遅延、極度の蒼白、チアノーゼ	30%以下	120回/分以上	70mmHg以下	2.0以上
2300mL以上	45%以上	昏睡、チアノーゼ、下顎呼吸	10～20%	触れない	40mmHg以下	－

急変対応 痙攣発作

痙攣時の観察ポイント

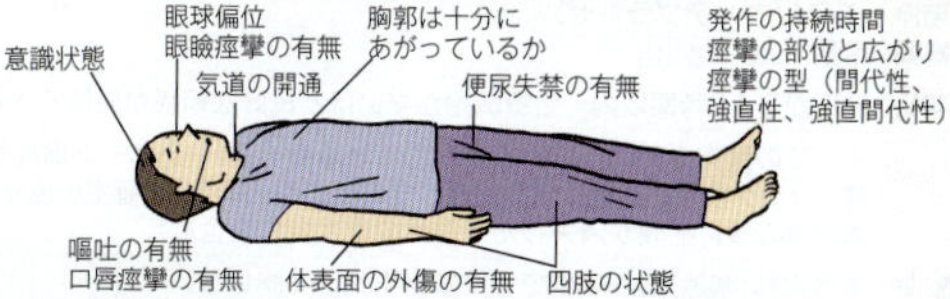

図中ラベル:
- 意識状態
- 眼球偏位／眼瞼痙攣の有無／気道の開通
- 胸郭は十分にあがっているか
- 発作の持続時間／痙攣の部位と広がり／痙攣の型（間代性、強直性、強直間代性）
- 嘔吐の有無／口唇痙攣の有無
- 体表面の外傷の有無
- 四肢の状態

いつ・どのようなときに発作が起きたか	●睡眠中か覚醒中か ●どのような状況のときに起きたのか ●発作の誘因と思われるものはあったか ●発作の前兆はあったか
どのような痙攣であるか	●強直性か間代性か ●痙攣重積発作か ●全身に及ぶか、手や足、顔面などの部分発作か ●発作の始まりはどのように広がったか ●痙攣の持続時間
発作の姿勢、具体的な変化	●頭部の位置 ●眼球偏位の有無 ●瞳孔の大きさ、形 ●対光反射の有無 ●口角痙攣の有無 ●眼瞼痙攣の有無 ●口角痙攣の有無 ●眼瞼痙攣の有無 ●舌咬傷や流涎の有無
その他	●外傷の有無 ●尿・便失禁の有無 ●嘔吐の有無

痙攣のタイプ

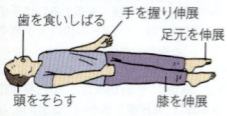

図中ラベル:
- 歯を食いしばる／手を握り伸展／足元を伸展／腰をそらす／膝を伸展
- 頭をガクガクさせる／手足をバタバタさせる

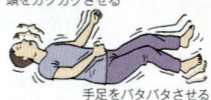

強直性痙攣
四肢を伸展し、体がピーンと突っ張った状態

間代性痙攣
筋肉が緊張と弛緩を交互に繰り返す

痙攣への対応

痙攣に対する対応	●安全確保 ●気道確保 ●バイタルサインの観察 ●発作症状の観察 ●痙攣重積への移行予防
発作後の対応	●意識障害の回復の有無を確認 ●神経症状（麻痺・認知・言語）の観察 ●発作の前兆（知覚症状）、部分発作の有無を確認
緊急時の対応	●痙攣重積に至った場合：ジアゼパム・フェニトイン・フェノバルビタール投与、人工呼吸管理 ●神経症状の進行性悪化：緊急検査

治療・ケア 脳卒中急性期 血栓溶解療法

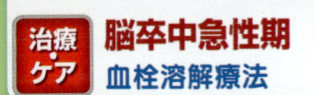

血栓溶解療法

静注用血栓溶解薬	rT-PA(アルテプラーゼ) 用量：0.6 mg/kg
治療開始	発症から4.5時間以内。治療開始が早いほど良好な転帰が期待できる
適応	すべての臨床カテゴリーの虚血性脳血管障害患者(アテローム血栓性梗塞、ラクナ梗塞、心原性脳塞栓症、その他の原因確定・未確定の脳梗塞、本治療の後に症候が消失した一過性脳虚血発作を含む)
適応外 (禁忌)・ 慎重投与 (表参照)	●適応外(禁忌)に一項目でもに該当すれば実施しない ●慎重投与に一項目でも該当すれば、適応の可否を慎重に検討し、治療を実施する場合は患者本人・家族に正確に説明し同意を得る ●慎重投与のうち、下線をつけた4項目に該当する患者に対して発症3時間以降に投与する場合は、個々の症例ごとに適応の可否を慎重に検討する
投与開始 後の管理	●アルテプラーゼ0.6mg/kgの10%を急速投与し、残りを1時間で静注 ●治療開始後24時間以上はSCUないしそれに準じた病棟で管理 ●血圧の管理や抗血栓療法の制限が重要 ●症状増悪時には迅速な診断を行い、必要があれば可及的すみやかに脳神経外科的処置(開頭血腫除去術など)を実施

アルテプラーゼ静注療法のチェックリスト

適応外 (禁忌)	□発症〜治療開始時刻 4.5 時間超	
	既往歴	□非外傷性頭蓋内出血 □1か月以内の脳梗塞(一過性脳虚血発作を含まない) □3か月以内の重篤な頭部脊髄の外傷あるいは手術 □21日以内の消化管あるいは尿路出血 □14日以内の大手術あるいは頭部以外の重篤な外傷 □治療薬の過敏症
	臨床所見	□クモ膜下出血(疑) □急性大動脈解離の合併 □出血の合併(頭蓋内、消化管、尿路、後腹膜、喀血) □収縮期血圧(降圧療法後も185mmHg以上) □拡張期血圧(降圧療法後も110mmHg以上) □重篤な肝障害 □急性膵炎
	血液所見	□血糖異常(<50mg/dL、または>400mg/dL) □血小板100,000/mm3以下
	血液所見	□抗凝固療法中ないし凝固異常症においてPT-INR>1.7 □aPTTの延長(前値の1.5倍[目安として約40秒]を超える)
	CT/MR所見	□広汎な早期虚血性変化 □圧排所見(正中構造偏位)
慎重投与 (適応の 可否を慎 重に検討 する)	年齢81歳以上	
	既往歴	□10日以内の生検・外傷 □10日以内の分娩・流早産 □1か月以上経過した脳梗塞(特に糖尿病合併例) □3か月以内の心筋梗塞 □蛋白製剤アレルギー
	神経症候	□NIHSS値26以上 □軽症 □症候の急速な軽症化 □痙攣(既往歴などからてんかんの可能性が高ければ適応外)
	臨床所見	□脳動脈瘤・頭蓋内腫瘍・脳動静脈奇形・もやもや病 □胸部大動脈瘤 □消化管潰瘍・憩室炎、大腸炎 □活動性結核 □糖尿病性出血性網膜症・出血性眼症 □抗血栓薬投与中、抗血栓薬投与中(特に経口抗凝固薬投与中) □月経期間中 □重篤な腎障害 □コントロール不良の糖尿病 □感染性心内膜炎

日本脳卒中学会「rt-PA(アルテプラーゼ)静注療法適正治療指針第二版2012」より抜粋

治療・ケア 脳神経外科手術
開頭術

開頭術と術後管理

適応	● 血腫(硬膜外血腫、硬膜下血腫、外傷性脳内血腫、高血圧性脳内血腫、被殻出血、小脳出血、皮質下出血) ● 血管病変(各種動脈瘤、椎骨動脈解離、海綿状血管腫など) ● 腫瘍(髄膜腫、神経膠腫、頭蓋咽頭腫、ラトケ嚢胞、下垂体腺腫など) ● 機能外科(側頭葉てんかん、顔面痙攣、三叉神経痛など) ● アプローチにより到達できる病変は異なる
術式	● アプローチにより開頭、皮膚切開、到達できる範囲、病変は異なる ＜主なアプローチ＞ ● 前頭側頭開頭 ● 両側前頭開頭 ● 側頭開頭 ● 後頭開頭 ● 正中後頭下開頭 ● 外側後頭下開頭
合併症	● 出血 ● 脳浮腫 ● 痙攣発作 ● 水頭症 ● 感染症 ● 髄液漏 ● 呼吸器合併症(無気肺、肺炎、肺水腫) ● 深部静脈血栓症 ● 褥瘡 ● 消化管出血
術後のケア・観察	● 頭蓋内圧亢進(頭痛、嘔気・嘔吐、うっ血乳頭、クッシング現象)の有無 ● 神経症状(手足の麻痺、意識障害、瞳孔散大など)の有無 ● 痙攣の有無 ● ドレーンの排出量、性状の観察 ● 創部の発赤・腫脹、創部からの膿の流出の有無 ● 関節拘縮、廃用性筋萎縮、褥瘡の予防 ● 術後せん妄の予防

開頭血腫除去術

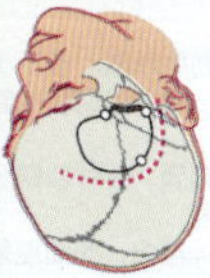

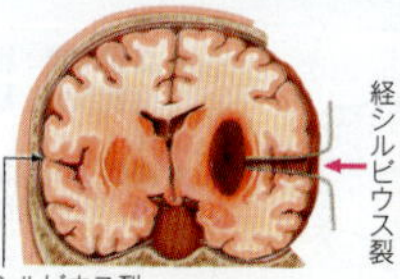

開頭血腫除去術 経シルビウス裂到達法

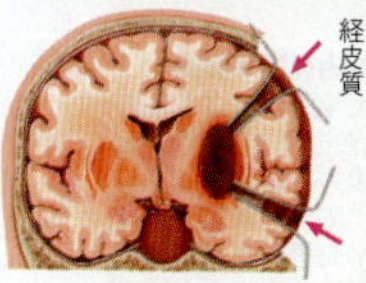

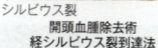

開頭血腫除去術 経皮質到達法

79

治療・ケア 脳神経外科手術 主なアプローチ法

主なアプローチ法と適応疾患

アプローチ	適応
前頭側頭開頭 シルビウス裂の範囲を開頭し、シルビウス裂からアプローチ	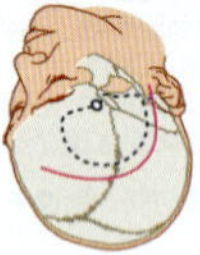 ● 血管病変：内頚動脈瘤、中大脳動脈瘤、前交通動脈瘤、脳底動脈瘤など ● 腫瘍：蝶形骨縁髄膜腫、鞍結節部髄膜腫、頭蓋咽頭腫、ラトケ嚢胞、下垂体腺腫 ● 機能外科：選択的扁桃海馬摘出術（側頭葉てんかん）
両側前頭開頭 正中を開頭し、前頭部の大脳半球間裂からアプローチ	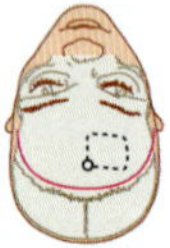 ● 血管病変：末梢性前大脳動脈瘤、前交通動脈瘤、脳底動脈瘤（第三脳室経由）など ● 腫瘍：嗅窩髄膜腫、鞍結節部髄膜腫、頭蓋咽頭腫、ラトケ嚢胞、下垂体腺腫など
側頭開頭 外耳孔の真上を開頭し、下面と側頭窩からアプローチ	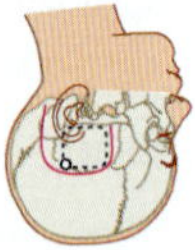 ● 血管病変：脳底動脈先端部動脈瘤、上小脳動脈瘤、前下小脳動脈瘤、脳幹海綿状血管腫 ● 腫瘍：三叉神経鞘腫、テント髄膜腫、前庭神経鞘腫、斜台部髄膜腫
後頭開頭 正中をまたいで右に大きく開頭し、後頭部の大脳半球間裂からアプローチ	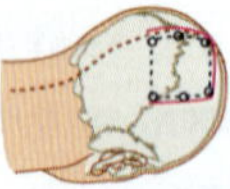 ● 血管病変：脳幹海綿状血管腫 ● 腫瘍：松果体部腫瘍、テント髄膜腫、脳幹部腫瘍
正中後頭下開頭 大後頭隆起より下方（後頭下）を開頭し、主に小脳病変にアプローチ	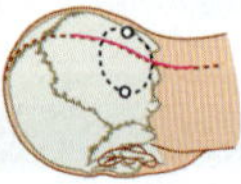 ● 血管病変：後下小脳末梢の動脈瘤、延髄・橋の海綿状血管腫 ● 腫瘍：小脳半球部腫瘍、小脳虫部腫瘍、第四脳室腫瘍 ● 機能外科：キアリ奇形
外側後頭下開頭 大後頭隆起より下方（後頭下）で乳様突起後方を開頭し、主に小脳半球病変または小脳橋角部病変にアプローチ	● 血管病変：椎骨動脈解離、後下小脳動脈瘤、延髄・橋の海綿状血管腫 ● 腫瘍：前庭神経鞘腫、錐体部髄膜腫、斜台部髄膜腫 ● 機能外科：三叉神経痛、顔面痙攣

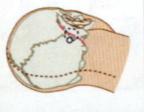

道又元裕監、塩川芳昭、星恵理子、阿部光世編、見てわかる脳神経ケア一看護手順と疾患ガイド、照林社、2012、183-186.を参考に作成

治療・ケア 主な手術と術後管理

神経内視鏡手術

適応	● 内視鏡的血腫除去術：脳内出血、脳室内出血 ● 内視鏡的第三脳室底開窓術：水頭症 ● 脳室内腫瘍生検術、脳室内嚢胞開窓術：脳室内・松果体部腫瘍 ● 内視鏡下経鼻蝶形骨的腫瘍摘出術：下垂体腺腫 ● 脳動脈瘤クリッピング術の支援
術式	内視鏡（硬性鏡または軟性鏡）を脳室や鼻腔などのスペースから脳深部に挿入し、血腫除去や腫瘍摘出を行う
合併症	● 内視鏡通過部位の損傷　● 下垂体腺腫の場合：尿崩症、下垂体機能 ● 術後出血　　　　　　　　　　不全、髄液漏
術後のケア・観察	● 術後出血の早期発見と予防：意識レベルの観察、視力低下の有無、血圧コントロール ● 神経症状悪化の早期発見

経蝶形骨洞手術

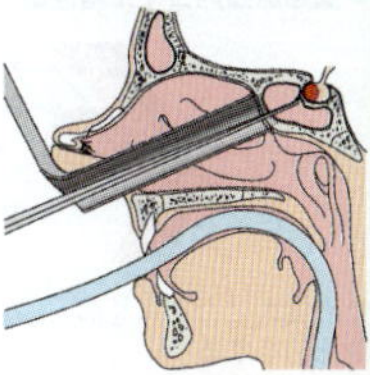

適応	● 腫瘍：下垂体腺腫、頭蓋咽頭腫、ラトケ嚢胞、鞍結節髄膜腫、斜台部髄膜腫、脊索腫
術式	上口唇粘膜または鼻腔粘膜よりアプローチし、蝶形骨洞前壁とトルコ鞍から下垂体病変へ到達する
合併症	● 下垂体前葉機能低下 ● 尿崩症 ● 鼻出血・髄液鼻漏
術後のケア・観察	● 下垂体前葉機能低下による症状の観察：全身倦怠感、嘔気・嘔吐の有無。下垂体前葉機能低下があれば、術前あるいは術当日朝よりステロイドの投与。術後数日で漸減 ● 尿崩症の症状の観察：口渇感、多尿の有無。尿量・尿比重、摂取水分量、水分出納、体重の増減のチェック。時間尿量が200～300mLを超えたり、尿比重が1.005以下となったりした場合には、水溶性ピトレシンの皮下注もしくはデスモプレシンの点鼻 ● 口腔内乾燥の予防：酸素投与時の加湿。深呼吸や排痰を促す ● 鼻栓の血液汚染に対するケア ● 鼻内タンポン抜去後の鼻腔のケア ● 髄液鼻漏発生に対する配慮：起座・起立時に無色透明な液体が鼻腔から流出してきた場合には、テステープで検査。糖が陽性の場合、髄液鼻漏の可能性

治療ケア 脳神経外科手術
主な手術と術後管理

脳血管内治療

適応	●塞栓術：脳動脈瘤、脳動静脈奇形 ●経皮的血行再建術(PTR)：急性期脳梗塞、脳血管攣縮 ●経皮的血管形成術(PTA)、頸動脈ステント留置術(CAS)：脳梗塞
術式	大腿動脈を穿刺し、大動脈にシースを挿入・留置。シースからガイドワイヤーを挿入し、目的血管まで進め、ガイドワイヤーを介してカテーテルを挿入し、血管性病変を塞栓物質で閉塞させる(塞栓術)、あるいは血栓溶解薬を局所投与する(血栓溶解術)、あるいは閉塞した血管をバルーンカテーテルやステントで拡張する(血管形成術)
合併症	●術中の血栓・塞栓症 ●動脈瘤の破裂、血管穿孔 ●血栓・塞栓症の発生 ●血管穿刺部からの出血、ショック ●深部静脈血栓症
術後のケア・観察	●血管穿刺部の安静：穿刺部への過度な運動負荷、いきみ動作は避ける ●止血部周囲の観察：血腫形成、貧血の進行の有無。出血があれば用手的圧迫止血 ●神経症状の観察：意識レベルの変化、片麻痺の出現など ●緊急開頭術、追加治療の可能性を考慮しておく

●脳動脈瘤内コイル塞栓術

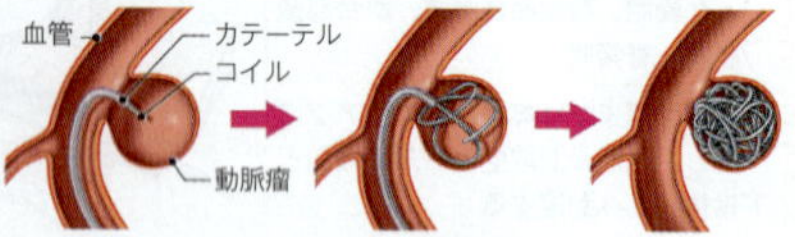

動脈瘤内にコイルを挿入して、瘤内に血液が流入しないようにして、動脈瘤の破裂を防止する

●頸動脈ステント留置術(CAS)

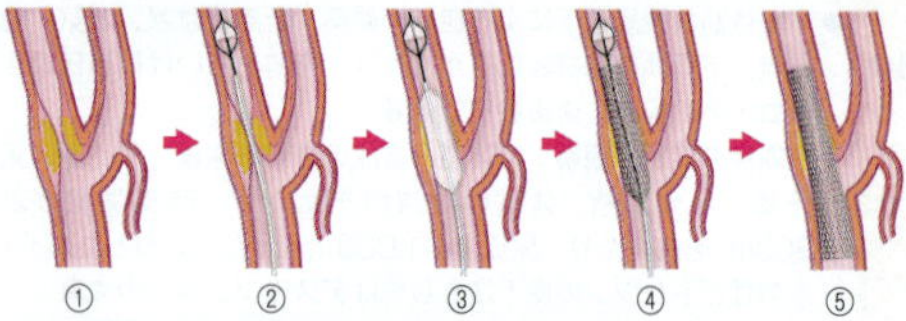

①狭窄の原因となっているプラークのある病変部位
②ガイディングカテーテルを病変部手前に挿入し、その中を傘型のフィルターがこまれたカテーテルを病変遠位部に送り込む
③カテーテルを引き抜き傘型フィルターを開いた状態で、血管をバルーンで拡張する
④自己拡張型ステントを内側から留置し血管壁に密着させる。その際血管内に飛散した血栓やプラークなどの塞栓物質が脳に流入するのを傘型フィルターが防ぐ
⑤傘型フィルターを閉じてカテーテルを引き抜く

治療・ケア

シャント術

適応と術式	適応：水頭症 <術式> **脳室-腹腔シャント（V-Pシャント）**： 側脳室から腹腔へ髄液を流す **腰椎-腹腔シャント（L-Pシャント）**： 腰椎クモ膜下腔から腹腔へ髄液を流す **脳室-心房シャント（V-Aシャント）**： 側脳室から右心房へ髄液を流す V-Aシャント V-Pシャント L-Pシャント
合併症	●**シャント機能不全**：脈絡叢、高蛋白性髄液、血腫・フィブリン塊などによる留置チューブの閉塞、チューブの断裂・迷入などによってシャントが正常に機能しない ●**感染**：手術時の細菌定着、創部感染、髄膜炎からの波及などによる ●**髄液排出の異常**：シャントバルブ設定圧の不適合（オーバードレナージ、アンダードレナージ）

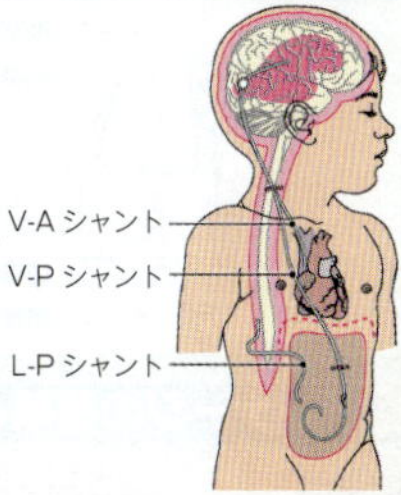

オーバードレナージ	●シャントバルブの設定圧が、患者に適正な圧に比べて低いため、髄液が過剰に排出され、頭蓋内圧が低下して、低髄液圧性頭痛や嘔気、嘔吐が生じる ●症状は座位、立位で増悪し、臥床で軽快するのが特徴的
アンダードレナージ	●シャントバルブの設定圧が、患者に適正な圧に比べて高いため、髄液が十分に排出されず、術前の症状が改善しない ●正常圧水頭症で可変式差圧バルブを使用している場合は、症状が改善するまで設定圧を低下させる

●**消化管合併症**：V-Pシャント、L-Pシャントの場合、手術操作やチューブの刺激による消化管穿孔、腹膜炎の合併、開腹による麻痺性イレウスの合併

術後の ケア・観察	●感染徴候のチェック ●オーバードレナージ、アンダードレナージの観察：圧可変式シャントバルブ設定圧の変更は1回3cmH$_2$O程度とし、2～3日症状の推移を観察する ●体重増加や便秘などで腹腔内圧が上昇し、シャント機能不全症状が出現することがあるので注意を要する ●身長の伸び、体重減少などによりオーバードレナージ症状が出現することがあるので注意する

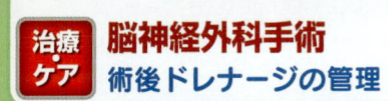

治療・ケア 脳神経外科手術 術後ドレナージの管理

主な留置部位

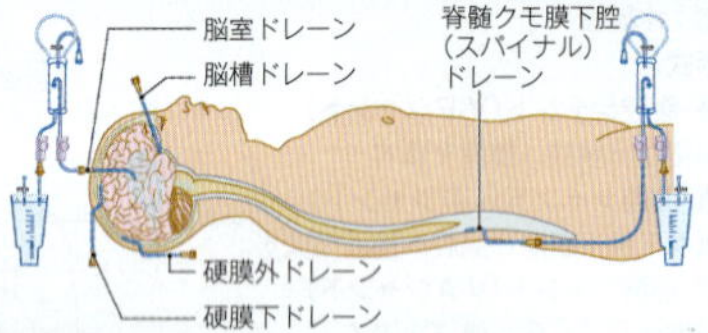

- 脳室ドレーン
- 脳槽ドレーン
- 脊髄クモ膜下腔(スパイナル)ドレーン
- 硬膜外ドレーン
- 硬膜下ドレーン

ドレナージの種類と目的・管理

種類	刺入部位	目的	管理・観察のポイント	留置期間
硬膜外ドレナージ	硬膜と頭蓋骨の間、減圧開頭術では硬膜と頭皮の間	硬膜外にたまる血液、髄液の排出、硬膜と頭蓋骨、頭蓋骨と頭皮の癒着の促進	排液量(排液量の目安:20〜30mL/時)、性状(血性は異常)30分以上続くときはCTスキャン	術後1〜2日
硬膜下ドレナージ	硬膜下血腫(水腫)腔内	硬膜下血腫(水腫)腔内の排液	血性髄液になれば、陰圧をかけない	術後1〜数日
脳室ドレナージ	側脳室内、主として右前角あるいは後角	クモ膜下出血・脳内出血の脳室内穿破時に血性髄液の排出による頭蓋内圧の制御	頭痛・意識レベル、髄液面の変動、髄液排液量(排液量のの目安:200〜250mL/日)、性状、ドレーン挿入部からの髄液の漏れ・感染の有無	術後数日〜2週間前後
脳槽ドレナージ	主に視交叉部	クモ膜下腔の血性髄液の排出(血管攣縮の予防)、頭蓋内圧減圧・測定		
脊髄クモ膜下腔ドレナージ	第3・4腰椎間より髄液腔内に挿入・留置	クモ膜下出血の血性髄液排液、髄膜炎時の髄液排出、抗生物質の注入など	排液量・性状(成人排液量の目安:約200mL/日)、ドレーン挿入部	

Ommaya(オンマヤ)リザーバ(植込み型脳脊髄液リザーバ)

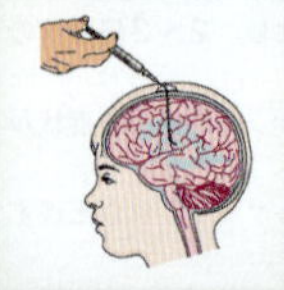

目的	●間欠的な髄液排出、髄液圧の測定
ルート管理	●ポート留置部の創部の観察:創部からの出血、発赤、腫脹などがあれば医師に連絡 ●感染徴候、髄膜炎徴候の観察:発熱、項部硬直、疼痛、意識障害など異常の有無 ●チューブ、バッグの固定の観察

治療・ケア 感染対策
手術部位感染

術後感染の分類

手術部位感染 (SSI)	切開部表層の感染
	切開部深層の感染
	臓器/体腔の感染
手術部位以外の感染	呼吸器感染
	尿路感染
	カテーテル感染
	薬剤関連性腸炎など
院内感染	肺炎、MRSA感染、HVB感染など

皮膚 — 切開部表層SSI
皮下組織
軟部組織 筋膜と筋 — 切開部深層SSI
臓器/体腔 — 臓器/体腔SSI

手術創の清浄度分類

クラスⅠ/清潔	●感染や炎症がなく無菌操作の破綻がない ●乳房、甲状腺、関節、脳外科の手術など
クラスⅡ/準清潔	●消化器、呼吸器、泌尿生殖器の切開は行うが、管理された条件下で行い異常な汚染がない ●胃、胆道系、大腸、子宮、腟、膀胱などの手術
クラスⅢ/汚染	●開放性の、新しい、事故などによる偶発的な創傷 ●消化器内容物の多量の漏出 ●無菌操作の大きな破綻 ●感染の存在する泌尿生殖器や胆道の切開など
クラスⅣ/不潔・感染	●壊死組織が残る古い外傷 ●感染状態または臓器穿孔のある手術創 ●術後感染を起こしている病原菌が手術前から術野に存在する場合

手術部位感染の危険因子

●患者の危険因子

年齢	●高齢者 ●乳幼児
肥満/栄養不良	●栄養状態の改善はSSIの防止手段だけでなく、術後合併症の減少効果がある
糖尿病	●手術後48時間以内の血糖値が200mg/dL以上ではSSI発症の危険性が増大する ●HbA1cを術前に7%以下に低下させておく
喫煙	●喫煙はSSIの重要な危険因子である。手術の30日前には禁煙するようにする
3日間以上の人工呼吸	
手術時に、別の部位に感染症がある	
免疫機能の低下	
ステロイド薬の使用	
手術前入院期間	●術前の入院期間が5日間以上

治療・ケア 感染対策
手術部位感染

● 手術の危険因子

カミソリによる剃毛	● 剃毛は行わない ● 除毛の必要がある場合には術直前に医療用電気クリッパー(バリカン)で除毛する
不適切な抗菌薬の予防投与	● 予防的抗菌薬投与(AMP)は、手術中に汚染された手術部位を無菌にするためでなく、患者の微生物に対する防御機構が対応できるレベルまで微生物数を減らすために投与するものであり、厳密に投与時間などが規定されていなくてはならない ● AMPは原則的に無菌手術(創分類I)ではあえて投与する必要はない ● たとえ無菌手術であっても、もし感染が起きた場合に生命の危機に影響を及ぼすような手術(例:心血管系手術、心臓ペースメーカー移植術、人工血管留置などの血管手術、下肢の血管再建術、脳神経外科手術など)では使用する ● 選択する抗菌薬は、手術中に汚染が予想される微生物に最も有効なスペクトルを有する薬剤を選択する ● 創分類IIIおよびIVに分類された手術では当初より治療的投与が必要となり、予防的抗菌薬投与の適用とはならない
皮膚に対する不適切な処置	● アルコールおよび活性成分(クロルヘキシジンやポビドンヨードなど)のある製剤で手術前の皮膚消毒を行う ● 消毒薬は完全に乾かす ● 消毒薬が体表面に残存しないようにする
手術室の換気不良	
手術手技	● 止血不良 ● 組織の損傷 ● 死腔の残存 ● 縫合糸、炭化組織、壊死片の残留
術中の低体温	● 体温は36℃以上に保つようにする
手術室への人の出入りが多い	● 人的交通整理。手術室スタッフの人数や移動の制限
ドレーン	● ドレーンは手術切開創とは別に作成し、できるだけ早期に抜去する ● 基本的に、閉鎖式吸引ドレナージを使用する ● 膝または股関節の全置換術でのドレナージの有益性は証明されていない
不適切な器具滅菌	
手術時間	
再手術	

神経外科手術の手術部位感染推定原因菌

神経外科	黄色ブドウ球菌、コアグラーゼ陰性ブドウ球菌

Mangram AJ, Horan TC, Pearson MLet al. Guideline for Prevention of Surgical Site Infection. 1999. Centers for Disease Control and Prevention (CDC) Hospital Infection Control Practices Advisory Committee. *Am J Infect Control* 1999 ; 27 : 97-132.

Deverick J. Anderson DJ, Kaye KS, Classen D et al. Strategies to Prevent Surgical Site Infections in Acute Care Hospitals. *Infect Control Hosp Epidemiol* 2008 ; 29 : S51-S61.

APIC. Guide to the Elimination of Orthopedic Surgical Site Infections. 2010.より作成

治療・ケア 標準予防策

標準予防策

対象	対象者に感染症があってもなくてもすべての人に対して標準的に行う感染予防対策
感染の可能性がある対象物	①血液 ②汗を除く体液、分泌物、排泄物 ③粘膜 ④損傷した皮膚

標準予防策の実際

項目		内容
手指衛生		● 血液・体液・排泄物など、またはそれらに汚染された物に接触した後は、手袋の着用の有無にかかわらず、手指衛生を実施する ● 手袋を外した後、他の患者と接触する間にただちに手指衛生を実施する ● 日常的手洗い：石けんと流水を用いて10～15秒間洗う ● 衛生学的手洗い：石けんと流水を用いて30秒以上、または速乾式手指消毒薬を用いる ● 手術時手洗い：抗菌石けんと流水で2～6分間手と前腕を洗い、さらに速乾式手指消毒薬を用いる
防護用具	手袋	● 血液・体液・排泄物など、またはそれらに汚染された物に接触する場合に着用 ● 未滅菌の清潔な手袋 ● 患者ごとに手袋を交換。同じ患者でも処置の合間に手袋を交換 ● 使用後はただちに外して感染性廃棄物として処理した後、手指衛生を実施
	マスク・ゴーグル	● 血液・体液・排泄物等の飛沫が発生し、口腔・鼻腔粘膜・眼への曝露が予想される場合に着用 ● 使用後はただちに外して手指衛生を実施
	エプロン・ガウン	● 衣服や肌が血液・体液・排泄物等に接触することが予想される場合に着用 ● 使用後は周囲が汚染されないようにただちに脱いで手指衛生を実施
環境管理		● 患者や医療者が触れる環境表面は適切な方法で清掃 ● 血液・体液・排泄物等が付着した廃棄物は感染性廃棄物として処理 ● 血液・体液・排泄物等で汚染されたリネンは、皮膚への曝露、衣服・他の患者・環境への汚染を防ぐ方法で運搬、処理

治療・ケア 感染対策
標準予防策

針、メスなどの鋭利な器具	●使用済みの針はリキャップしない ●使用済みの注射器、注射針、メス、その他の鋭利物は感染性廃棄物として、専用の廃棄容器に廃棄
救急蘇生	●救急蘇生における処置介助では、血液などの飛散や患者の分泌物に接するリスクが高いため、適切な防護用具を積極的に使用 ●容態急変の可能性のある患者のベッドサイドにはマウスピース、蘇生バッグなどを準備
咳エチケット	●呼吸器症状のある人がくしゃみや咳をするときは、ティッシュペーパー・タオル・ハンカチなどで口・鼻を覆うよう指導 ●汚れたペーパー類はゴミ箱に廃棄 ●呼吸性分泌物で手が汚れた後は手指衛生を実施 ●症状のある人はできるだけサージカルマスクを着用するよう指導。もしくは、他患者と1m以上の間隔を開ける

感染経路別対策

感染経路	目的	原則的な予防対策（標準予防策に加えて）
接触感染	患者や患者環境に直接または間接的に接触することにより拡散する病原体伝播を防ぐ	●患者配置：個室隔離。個室が準備できない場合は同一疾患患者の集団隔離。また、患者同士が空間的に離れるようにする（1m以上） ●手指衛生：手袋の使用、消毒薬による手指消毒 ●エプロン・ガウンの着用 ●聴診器、血圧計などの患者使用器具の共用禁止や消毒
飛沫感染	患者が咳やくしゃみなどで放出した微生物を含む5μm以上の飛沫が、他の人の口腔・鼻腔粘膜に付着して感染が伝播することを防ぐ	●患者配置：個室隔離。個室が準備できない場合は同一疾患患者の集団隔離。集団隔離ができず多数室の場合、パーティションで仕切るか、ベッド間隔を2m以上離す ●サージカルマスク（外科用マスク）の使用：できるだけ患者も着用
空気感染	微生物を含む5μm以下の飛沫核が、長時間空中を浮遊し空気の流れによって拡散し、それを吸入することによって感染することを防ぐ	●患者の配置：陰圧の個室など空調管理。空調管理ができない場合は、患者にサージカルマスクを装着させて個室管理し、部屋の扉は必ず閉める ●濾過マスク（N95マスク）の使用：医療従事者、面会者が着用

治療・ケア 静脈血栓症対策

リスクレベルと推奨される予防法

リスクレベル	推奨される予防法
低リスク	早期離床および積極的な運動
中リスク	弾性ストッキングあるいは間欠的空気圧迫法
高リスク	間欠的空気圧迫法あるいは抗凝固療法
最高リスク	(抗凝固療法と間欠的空気圧迫法の併用)あるいは(抗凝固療法と弾性ストッキングの併用)

脳神経外科手術のリスクと予防法

中リスク	脳腫瘍以外の開頭術	大量のステロイドを併用する場合には、さらにリスクが高くなる
高リスク	脳腫瘍の開頭術	

- 抗凝固療法による予防は、手術後に出血性合併症の危険がなるべく低くなってから開始する
- 高リスクの手術で出血の危険が高い症例では、間欠的空気圧迫法を用いることができない場合に弾性ストッキング単独での予防も許容される
- 最高リスクにおいては抗凝固療法が基本となるが、出血の危険が高い場合には、止むを得ず間欠的空気圧迫法で代替することを考慮する

DVTの治療方法と適応

急性期の薬物療法	● ヘパリンとワルファリンの併用 ● ヘパリンコントロールの目標APTT値:1.5～2.5倍延長 ● ワルファリンコントロールの目標PT-INR値:2.0(1.5～2.5) ● 全身的血栓溶解療法:ウロキナーゼは、初回1日量6～24万単位を点滴静注し、以後漸減し7日間投与
急性期の観血的治療	● カテーテル血栓溶解療法 ● カテーテル血栓吸引療法 ● 静脈ステント ● 外科的血栓摘除術
理学治療(運動・圧迫)	● 術後の理学療法:弾性ストッキングを着用して早期に歩行 ● 弾性ストッキングは、静脈機能の改善の程度を考慮して、症例ごとに決定。症状の強い症例や静脈機能の推移によっては圧迫圧の高いものに変更し、継続して使用

循環器病の診断と治療に関するガイドライン(2008年度合同研究班報告)「肺血栓塞栓症および深部静脈血栓症の診断、治療、予防に関するガイドライン(2009年改訂版)」

弾性ストッキングの禁忌、慎重な使用が必要な対象

● 動脈血行障害	● 足関節血圧:65あるいは80mmHg未満 ● ABI(足関節・上腕血圧比):0.6あるいは0.7未満
● 蜂窩織炎、血栓性静脈炎などの急性炎症	
● 急性期外傷・創傷	
● 糖尿病	
● うっ血性心不全	
● 深部静脈血栓症の急性期	

治療・ケア ポジショニング

基本肢位と良肢位（ポジショニング）

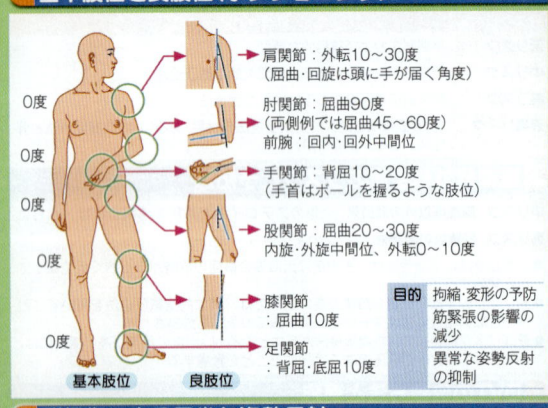

- 肩関節：外転10〜30度（屈曲・回旋は頭に手が届く角度）
- 肘関節：屈曲90度（両側例では屈曲45〜60度）
  前腕：回内・回外中間位
- 手関節：背屈10〜20度（手首はボールを握るような肢位）
- 股関節：屈曲20〜30度
  内旋・外旋中間位、外転0〜10度
- 膝関節：屈曲10度
- 足関節：背屈・底屈10度

目的
- 拘縮・変形の予防
- 筋緊張の影響の減少
- 異常な姿勢反射の抑制

脳損傷による異常な姿勢反射

緊張性頸反射 頭部の回旋あるいは前屈で誘発される	対称性緊張性頸反射	頸部を前屈させると、上肢は屈曲、下肢は伸展	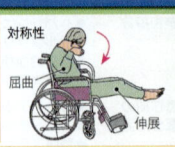 対称性：屈曲・伸展
	非対称性緊張性頸反射	頸部を頸部を横に向けると、向けた側の上下肢は伸展、反対側の上下肢は屈曲	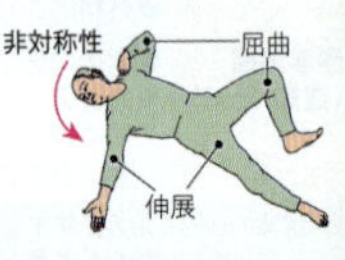 非対称性：屈曲・伸展
静的迷路反射 空間での頭部の傾斜角度が変化することで起こる		仰臥位では肩関節は90度外転して外旋、肩甲骨は後退、肘・手指は屈曲。仰臥位では伸展、腹臥位では屈筋が優位に働く	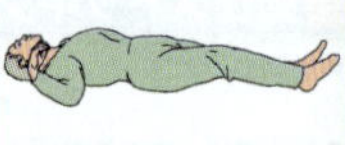
異常な姿勢反射の影響		●筋緊張の異常なアンバランスが生じ、長期化すると尖足・関節拘縮、疼痛の原因となる ●起居動作困難、歩行パターンなどの異常が生じる ●仰臥位は緊張性頸反射や静的迷路反射の影響を最も強く受けやすい	

治療ケア

仰臥位のポジショニング

股関節・膝関節
- 軽度外転（15度くらい）
- 股関節、膝関節、第3趾が直線となる位置

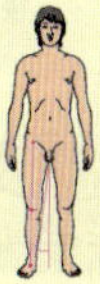

足関節
- 軽度の底屈（30度くらい）
- 筋緊張の低下した患者には必要時、足底板使用

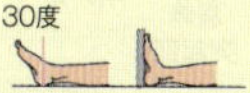

30度

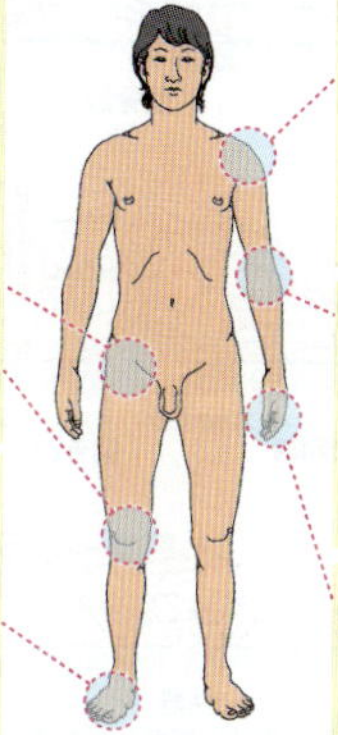

肩関節
- 外転位で肩が後方に引かれないよう、必要時、小枕、バスタオルの使用

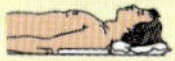

肘関節
- 肘関節は伸展位
- 前腕は回内

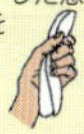

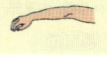

手指
- 筋緊張の低下した患者にはタオルなどを軽く握ってもらう

側臥位のポジショニング

側臥位
麻痺側を上側にした場合

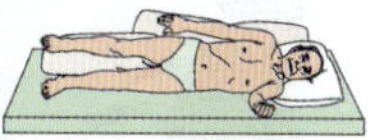

麻痺側を下にした場合
- 麻痺側が体幹の下にならないようにする

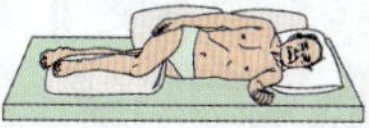

頭部	● 後ろに反らさない
麻痺側上肢	● 肩関節：外転・外旋 ● 肘関節：伸展（または屈曲） ● 30度側臥位が基本、背面にクッションを入れる
麻痺側下肢	● 下肢：軽度または90度屈曲、内外転中間位 ● 膝関節90屈曲 ● 足関節：中間位、大きなクッションの上に置く ● 両下肢の間にクッションを入れる

治療・ケア 褥瘡
褥瘡の好発部位

褥瘡の好発部位

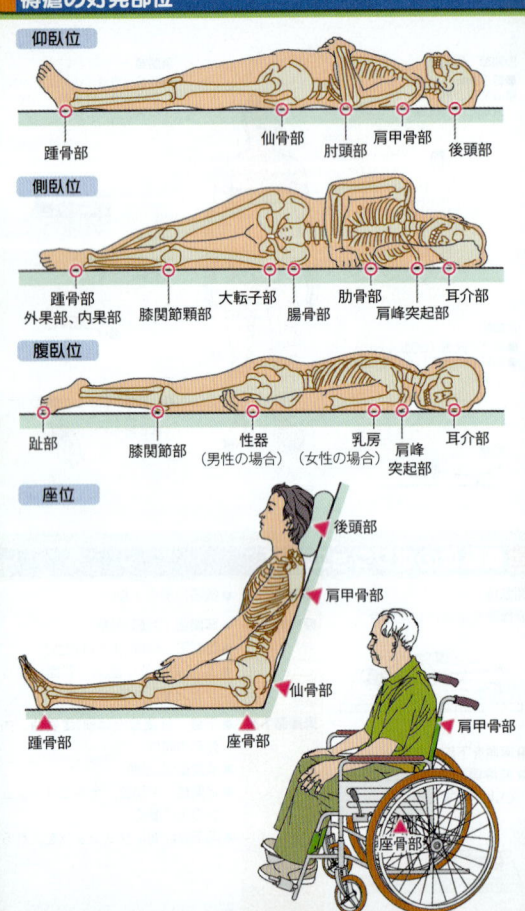

仰臥位
踵骨部／仙骨部／肘頭部／肩甲骨部／後頭部

側臥位
踵骨部 外果部、内果部／膝関節顆部／大転子部／腸骨部／肋骨部／肩峰突起部／耳介部

腹臥位
趾部／膝関節部／性器（男性の場合）／乳房（女性の場合）／肩峰突起部／耳介部

座位
後頭部／肩甲骨部／仙骨部／踵骨部／座骨部／肩甲骨部／座骨部

治療・ケア 褥瘡の分類

褥瘡の深さ分類

DESIGN-R®深さ(2008)	NPUAP分類(2007改訂版)
d0 皮膚損傷・発赤なし	—
—	**DTI疑い** 圧力および/またはせん断力によって生じる皮下軟部組織の損傷に起因する、限局性の紫または栗色の皮膚変色、または血疱
d1 持続する発赤	**ステージⅠ** 通常骨突出部位に限局する消退しない発赤を伴う、損傷のない皮膚。暗色部位の明白な消退は起こらず、その色は周囲の皮膚と異なることがある
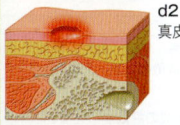 d2 真皮までの損傷	**ステージⅡ** スラフを伴わない、赤色または薄赤色の創底をもつ、浅い開放潰瘍として現れる真皮の部分欠損。破れていないまたは開放した/破裂した血清で満たされた水疱として現れることがある
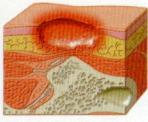 D3 皮下組織までの損傷	**ステージⅢ** 全層組織欠損。皮下脂肪は確認できるが、骨、腱、筋肉は露出していないことがある。スラフが存在することがあるが、組織欠損の深度が分からなくなるほどではない。ポケットや瘻孔が存在することがある
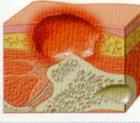 D4 皮下組織を越える損傷 D5 関節腔・体腔に至る損傷	**ステージⅣ** 骨、腱、筋肉の露出を伴う全層組織欠損。黄色または黒色壊死が創底に存在することがある。ポケットや瘻孔を伴うことが多い
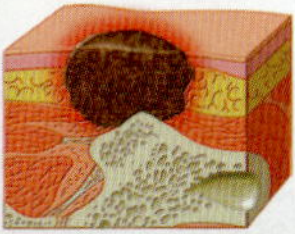 U 深さ判定が不能な場合	**判定不能** 創底で、潰瘍の底面がスラフ(黄色、黄褐色、灰色または茶色)および/またはエスカー(黄褐色、茶色、または黒色)で覆われている全層組織欠損

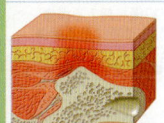

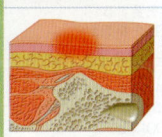

日本褥瘡学会編:褥瘡予防・管理ガイドライン.日本褥瘡学会;2009:21より引用・改変

治療・ケア 褥瘡
褥瘡の観察ポイント

褥瘡局所の観察ポイント（DESIGN-R®による）

評価項目	評価内容と点数：評価スケール
Depth 深さ	創内の一番深い部分で評価し、改善に伴い創底が浅くなった場合、これと相応の深さとして評価する 0：皮膚損傷・発赤なし　　　　4：皮下組織を超える損傷 1：持続する発赤　　　　　　　5：関節腔・体腔に至る損傷 2：真皮までの損傷　　　　　　U：深さ判定が不能な場合 3：皮下組織までの損傷　　　　→93頁「褥瘡の深さ分類」参照
Exudate 滲出液	0：なし 1：少量：毎日のドレッシング交換を要しない 3：中等量：1日1回のドレッシング交換を要する 6：多量：1日2回以上のドレッシング交換を要する
Size 大きさ	皮膚損傷範囲を測定　長径(cm)×長径と直交する最大径(cm) 0：皮膚損傷なし　　　　　　　9：36以上　64未満 3：4未満　　　　　　　　　　12：64以上　100未満 6：4以上　16未満　　　　　　15：100以上 8：16以上　36未満
Inflammation/Infection 炎症/感染	0：局所の炎症徴候なし 1：局所の炎症徴候あり（創周囲の発赤、腫脹、熱感、疼痛） 3：局所の明らかな感染徴候あり（炎症徴候、膿、悪臭など） 9：全身的影響あり（発熱など）
Granulation tissue 肉芽組織	0：治癒あるいは創が浅いため肉芽形成の評価ができない 1：良性肉芽が創面の90％以上を占める 3：良性肉芽が創面の50％以上90％未満を占める 4：良性肉芽が、創面の10％以上50％未満を占める 5：良性肉芽が、創面の10％未満を占める 6：良性肉芽が全く形成されていない
Necrotic tissue 壊死組織	混在している場合は全体的に多い病態をもって評価する 0：壊死組織なし　　　　　　　6：硬く厚い密着した壊死組織 3：柔らかい壊死組織あり　　　　　あり
Pocket ポケット	毎回同じ体位で、ポケット全周（潰瘍面も含め）[長径(cm)×短径(cm)]から潰瘍の大きさを差し引いたもの 0：ポケットなし　　　　　　　12：16以上36未満 6：4未満　　　　　　　　　　24：36以上 9：4以上16未満
部位	[仙骨部、坐骨部、大転子部、踵骨部、その他（　　　　　　　　　）]

日本褥瘡学会編：褥瘡予防・管理ガイドライン．日本褥瘡学会，2009より引用・改変

●DESIGN-R®(2009)は、日本褥瘡学会が開発した褥瘡経過評価および重症度分類の測定ツールで、褥瘡局所のDepth（深さ）、Exudate（滲出液）、Size（大きさ）、Inflammation/Infection（炎症/感染）、Granulation（肉芽組織）、Necrotic tissue（壊死組織）、Pocket（ポケット）の評価項目からなる。DESIGNは各項目の頭文字に由来する。各項目が点数化され、深さ以外の点数を合計することで、数量化した評価が可能である。

治療・ケア 褥瘡の予防ケア

褥瘡予防

褥瘡の予防	●褥瘡発生の予測に基づく要因の除去
リスクアセスメント	●褥瘡発生予測スケールの活用 ●スケールの種類：ブレーデンスケール、K式スケール、OHスケール、厚生労働省危険因子評価
予防の方法	●体圧の測定 ●体位変換 ●体圧分散寝具の使用 ●拘縮予防 ●ポジショニング

ブレーデンスケール

評点構成	知覚の認知、湿潤、活動性、可動性、栄養状態、摩擦とずれの6項目を1～4点(摩擦とずれは1～3点)で採点 合計6～23点で得点が低いほど褥瘡発生のリスクが高い
評価時期	初回：入院後24～48時間以内 急性期：48時間ごと 慢性期：1週間ごと 高齢者：入院後1か月は1週間ごと、その後の状態変化がない場合は3か月ごと 患者状態に変化があったときは随時
リスクレベル	9点以下：非常に高いリスク 10～12点：重度のリスク 13～14点：中等度のリスク 15～18点：軽度のリスク **褥瘡発生危険点**：比較的看護力の大きい病院では14点、看護力の小さい施設等では17点をめやすに考える

K式スケール

評点構成	前段階要因と引き金要因の2段階方式 **前段階要因**：自力体位変換不可、骨突出あり、栄養状態悪いの3項目 **引き金要因**：体圧の増加、湿潤の増加、ずれの増加の3項目 評価項目ごとに判断基準と注意すべき内容が示されており、各項目にYES、NOで答え、YESを1点とし、項目ごとに合計点数を評価する合計点数が高いほど褥瘡発生の危険性が高い
評価時期	初回：床上生活となった状態、または促さなければ臥床がちな場合に開始 **前段階要因**：スケール採点開始後は2週間ごと、状態が大きく変化しない場合は1か月ごと **引き金要因**：1週間ごと、状態変化が著しい場合は48時間ごと
リスクレベル	前段階要因1点以上で褥瘡発生リスクあり、引き金要因が加わった場合、その1週間以内に褥瘡発生の可能性

治療・ケア 褥瘡
褥瘡の予防ケア

OHスケール

評点構成	①自力体位変換能力、②病的骨突出(仙骨部)、③浮腫、④関節拘縮、の4項目を0～3点で採点。合計0～10点で点数が高いほどリスクレベルは高い
評価時期	長期療養型病院：1～2か月に1回 急性期病院：①褥瘡初期(炎症期)の間は2週間ごと、②安定期に入ったら1～2か月に1回
リスクレベル	0点：なし(偶発的褥瘡)　1～3点：軽度レベル　4～6点：中等度レベル　7～10点：高度レベル

体圧の管理

体圧	毛細血管は32mmHg以上の圧力で閉塞 70～100mmHgの圧が2時間以上加わると褥瘡発生
除圧	常にどの体位でも体圧を32mmHg以下にコントロールした状態
減圧	体圧が32mmHg以上ではあるが普通の布団やベッドに寝るより体圧が低い状態
体位変換	2時間ごととされているが、厳密な根拠はない
姿勢保持	側臥位30度の原則 車椅子座位90度の原則
踵部の除圧	円座は禁忌
ポジショニング	同一部位への圧迫を避け、より広い面で体を支える安楽な姿勢を保持する 点ではなく面で体を支えるため、適切に枕、クッションを用いる

体圧分散マットレスの使用に関する推奨

Clinical Question	推奨	推奨度*
高齢者の褥瘡発生予防にはどのような体圧分散マットレスを用いたらよいか	2層式エアマットレスの使用が勧められる	B
	上敷静止型エアマットレスを使用してもよい	C1
	圧切替型エアマットレスを使用してもよい	C1
	フォームマットレスを使用してもよい	C1
急性期患者の褥瘡発生予防にはどのような体圧分散マットレスを用いたらよいか	低圧保持エアマットレスの使用が勧められる	B
	ローエアロスベッドを使用してもよい	C1
	上敷圧切替型マットレスを使用してもよい	C1
	交換静止型エアマットレスを使用してもよい	C1
周術期患者の褥瘡発生予防にはどのような体圧分散マットレスを用いたらよいか	術後には、圧切替型エアマットレスの使用が勧められる	B
	術中には、マットレス以外に踵骨部、肘部等の突出部にゲルまたは粘弾性パッドの使用が勧められる	B
	大腿骨頸部骨折術後には、フォームマットレス、ビーズベッドシステムを使用してもよい	C1

*推奨度　A：行うよう強く勧められる、B：行うよう進められる、C1：行うことを考慮してもよいが、十分な根拠がない、C2：根拠がないので勧められない

日本褥瘡学会編．褥瘡予防・管理ガイドライン．照林社，2009：50-52．より引用

治療・ケア 離床・運動の開始と中止

脳血管障害患者の座位耐性訓練

開始基準	● 頭蓋内圧亢進がない ● 障害（意識障害、運動障害、ADL障害）の進行がとまっている ● 意識レベルがJCSで1桁である➡カードNo.11 ● 全身状態が安定している
施行基準	● 開始前、直後、5分後、15分後、30分後に血圧と脈拍を測定する ● ギャッチベッドの角度を30度、45度、60度、最高位の4段階とし、30分以上経過したら角度を上げる ● まず1日2回、朝食・昼食時に施行し、安定したら毎食事時に行う ● 最高位で30分以上坐位可能となったら車椅子座位訓練を開始する ● 起立性低血圧の症状（めまい、悪心、嘔吐、意識障害等の貧血状）が見られたら、座位を中止し、臥床させる

神奈川県総合リハビリテーション事業団リハビリテーション看護研究会編著．＜改訂＞写真とイラストでよくわかる実践！リハビリテーション看護－脳卒中を中心に．照林社，2004：81より引用・改変

運動の中止基準（リハビリテーション中止基準）

積極的なリハを実施しない場合	①安静時脈拍40/分以下または120/分以上 ②安静時収縮期血圧70mmHg以下または200mmHg以上 ③安静時拡張期血圧120mmHg以上 ④労作性狭心症の方 ⑤心房細動のある方で著しい徐脈または頻脈がある場合 ⑥心筋梗塞発症直後で循環動態が不良な場合 ⑦著しい不整脈がある場合 ⑧安静時胸痛がある場合 ⑨リハ実施前にすでに動悸・息切れ・胸痛がある場合 ⑩座位でめまい、冷や汗、嘔気などがある場合 ⑪安静時体温が38度以上 ⑫安静時SpO₂ 90％以下
途中でリハを中止する場合	①中等度以上の呼吸困難、めまい、嘔気、狭心痛、頭痛、強い疲労感などが出現した場合 ②脈拍が140/分を超えた場合 ③運動時収縮期血圧が40mmHg以上、または拡張期血圧が20mmHg以上上昇した場合 ④頻呼吸（30回/分以上）、息切れが出現した場合 ⑤運動により不整脈が増加した場合 ⑥徐脈が出現した場合 ⑦意識状態の悪化
その他の注意が必要な場合	①血尿の出現 ②喀痰量が増加している場合 ③体重増加している場合 ④倦怠感がある場合 ⑤食欲不振時・空腹時 ⑥下肢の浮腫が増加している場合

日本リハビリテーション医学会診療ガイドライン委員会編．リハビリテーション医療における安全管理・推進のためのガイドライン．医歯薬出版，2006：6．より引用・改変

治療ケア ROMエクササイズ

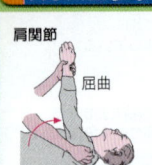

ROMエクササイズ

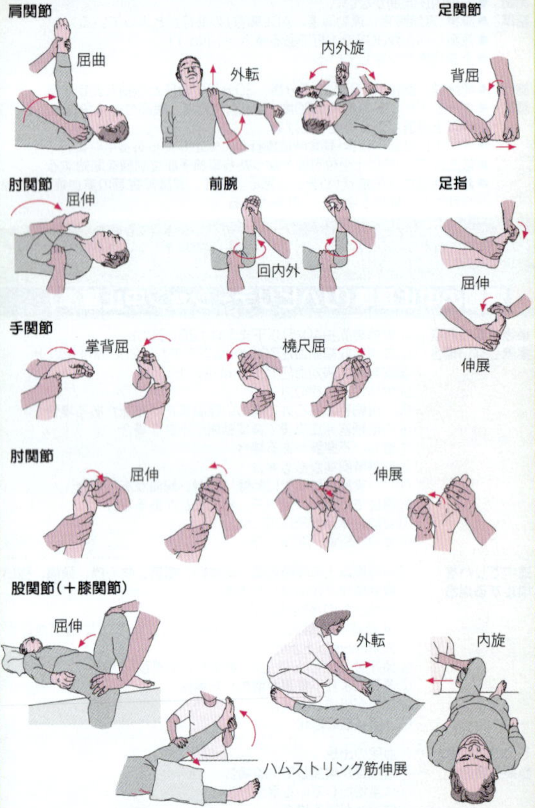

肩関節
- 屈曲
- 外転
- 内外旋

足関節
- 背屈

肘関節
- 屈伸

前腕
- 回内外

足指
- 屈伸
- 伸展

手関節
- 掌背屈
- 橈尺屈

肘関節
- 屈伸
- 伸展

股関節（＋膝関節）
- 屈伸
- 外転
- 内旋
- ハムストリング筋伸展

治療ケア 転倒予防

転倒予防チェックポイント

1	転倒歴 □あり（ 年間に 回） □なし
2	転倒状況（「あり」の場合）：
3	転倒のリスク □身体機能のリスク大　□認知機能のリスク大　□環境リスク大 1）患者の要因・特徴 ①歩き方→該当するものをチェック 　□遅い　□歩幅が狭い　□足底全体で接地する 　□膝が曲がっている　□手が振れない　□すり足歩行 　□ちょこちょこ歩き　□下を見て歩く　□跛行 ②身体の特徴→該当するものをチェック 　□筋力低下　□関節可動域縮小　□平衡機能障害　□麻痺 　□視覚障害　□起立性低血圧　□外反母趾　□痛み 　□扁平足　□（りんご型）肥満　□円背　□不眠　□動作が緩慢 ③疾患→該当するものをチェック 　□パーキンソン病　□脳血管疾患　□筋骨格疾患　□白内障 　□心疾患・呼吸器疾患　□高脂血症 ④服薬→該当するものをチェック 　□睡眠薬　□降圧薬　□向精神薬　□服薬数が多い・増加した ⑤認知・情動→該当するものをチェック 　□認知症　□せん妄　□抑うつ　□転倒への無関心 　□身体機能の過信 ⑥転倒恐怖感　□あり　□なし 2）環境の要因・特徴 ①つまずき・滑りの誘因の排除 →問題があったところをチェック 　□滑りやすい床　□敷居や段差　□不安定な家具 　□通路の障害物　□不適切な照明　□絨毯のめくれ 　□滑るラグマット ②アクセシビリティ（近づきやすさ、使いやすさ）の確保 →問題があったところをチェック 　□手すり　□歩行補助具　□ナースコール　□照明スイッチ 　□ベッドとトイレ（ポータブルトイレ）の位置 ③運動を妨げる服装・装飾品の制限 →問題があったところをチェック 　□足にフィットしない履物　□履物をきちんと履かない 　□滑る靴下　□メガネ（遠近両用メガネ）　□長いズボン・スカート

征矢野あや子：転倒予防の標準ケア計画．最新転倒・抑制防止ケア，照林社：2002：17より引用

治療・ケア 転倒予防

転倒不安感

転倒不安感	過去の転倒経験によって「また転ぶかもしれない」という恐怖感や不安感が生じ、日常生活を行う能力があるにもかかわらず動作や外出などを必要以上に制限してしまうこと
転倒後症候群	転倒不安感によって必要以上に活動を制限することにより、ADLの低下や廃用症候群を招くこと
アセスメントとケア	●どのような動作・場所で転倒不安を感じているのかを把握し、転倒恐怖感が日常生活の活動に影響していないかをアセスメントする ●過去の転倒時の身体的・心理的状況、環境(場所、時間帯、履物など)について情報収集し、転倒の原因・要因を明らかにする ●対処可能な環境要因があれば、早急に対策を考える

転倒不安感尺度

この評価は、あなたが感じる転倒の不安について調べるものです。
これからいくつかの日常生活の動作について質問をいたします。
それぞれの動作で、どれくらい転倒の不安があるのかをお聞かせください。
「全く不安がない、少し不安がある、不安がある、とても不安がある」の4つの選択肢から、いまのあなたの気持ちにもっとも近いものを教えてください。

次の動作で転ぶ不安は？	全く不安がない	少し不安がある	不安がある	とても不安がある
1 家の掃除をする	1	2	3	4
2 服を脱いだり、着たりする	1	2	3	4
3 簡単な食事の支度をする	1	2	3	4
4 お風呂やシャワーに入る	1	2	3	4
5 簡単な買い物をする	1	2	3	4
6 椅子から立ったり、座ったりする	1	2	3	4
7 階段を昇り降りする	1	2	3	4
8 近所を歩く	1	2	3	4
9 戸棚やタンスに手を伸ばす	1	2	3	4
10 急いで電話に出る	1	2	3	4
				合計点数

Tinetti ME, Richman D,Powell L. Falls efficacy as a measure of fear of falling. J Gerontol 1990：45：239-243.
Tinetti ME, Powell L. Fear of falling and low self-efficacy：a cause of dependence in elderly persons. J Gerontol 1993：48：35-38.

結果の解釈：全く不安がない場合が10点、もっとも不安が強い場合が40点。介入によって1点以上、点数が減少した場合、改善したと見なすことが暫定的な評価法とされている

治療ケア 歩行補助具

歩行周期

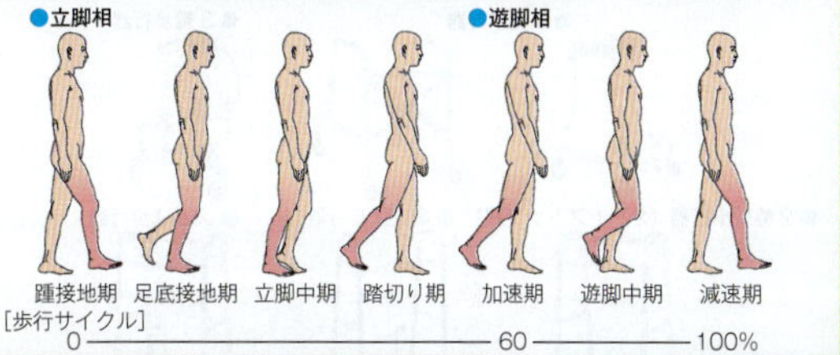

●立脚相 / ●遊脚相

踵接地期 / 足底接地期 / 立脚中期 / 踏切り期 / 加速期 / 遊脚中期 / 減速期

[歩行サイクル] 0 ―――― 60 ―――― 100%

杖の種類

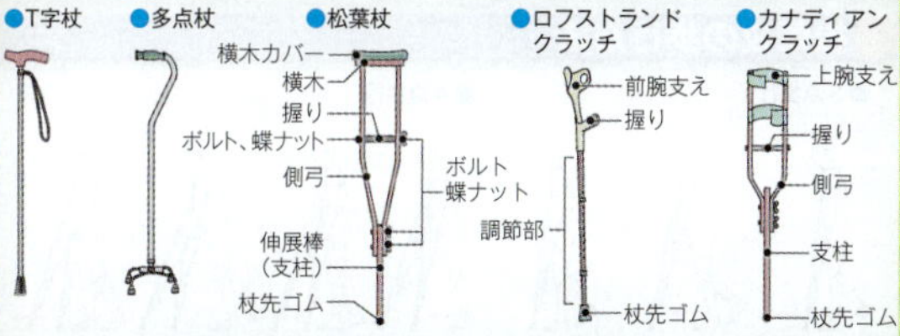

- ●T字杖
- ●多点杖
- ●松葉杖：横木カバー、横木、握り、ボルト・蝶ナット、側弓、伸展棒（支柱）、ボルト・蝶ナット、調節部、杖先ゴム
- ●ロフストランドクラッチ：前腕支え、握り、杖先ゴム
- ●カナディアンクラッチ：上腕支え、握り、側弓、支柱、杖先ゴム

杖の長さ

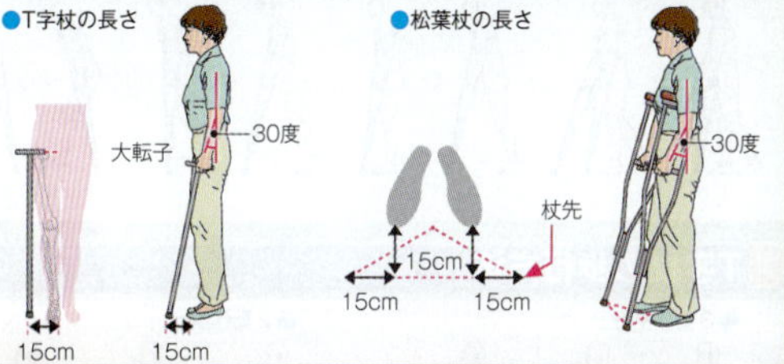

●T字杖の長さ：大転子、30度、15cm、15cm

●松葉杖の長さ：15cm、15cm、15cm、杖先、30度

		全長	握りの位置
松葉杖 ロフストランドクラッチ	仰臥位	腋窩から足底までの距離＋5cm	大転子部
	立位	上端は腋窩から3横指下、下端は足部外側先端から前外側15cmの位置	
T字杖 多点杖		大転子部	大転子部位で握り、肘関節は屈曲30度

治療ケア 歩行補助具

歩行器の種類

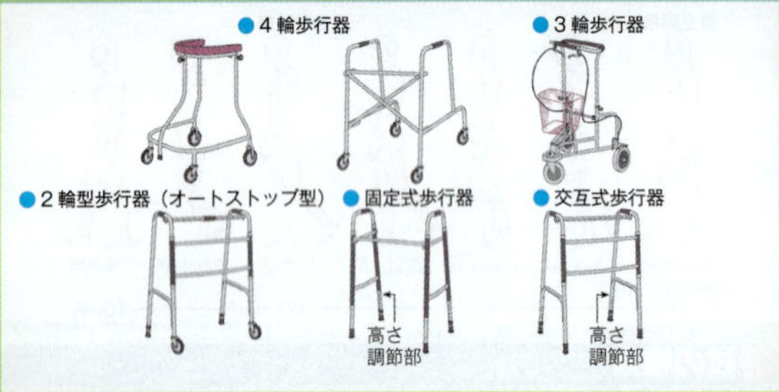

- 4輪歩行器
- 3輪歩行器
- 2輪型歩行器（オートストップ型）
- 固定式歩行器（高さ調節部）
- 交互式歩行器（高さ調節部）

松葉杖の歩行方法

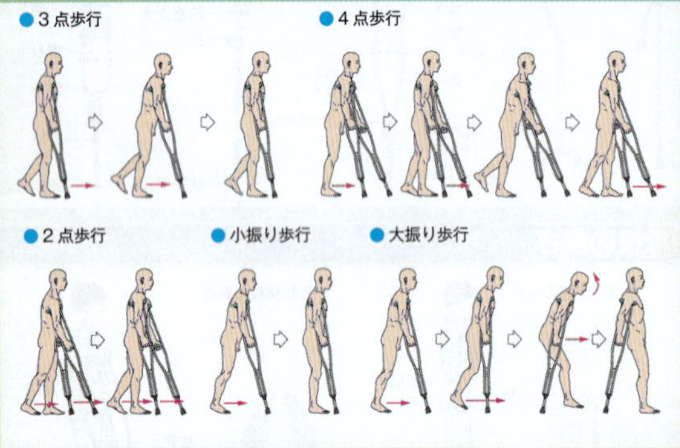

- 3点歩行
- 4点歩行
- 2点歩行
- 小振り歩行
- 大振り歩行

T字杖の歩行方法

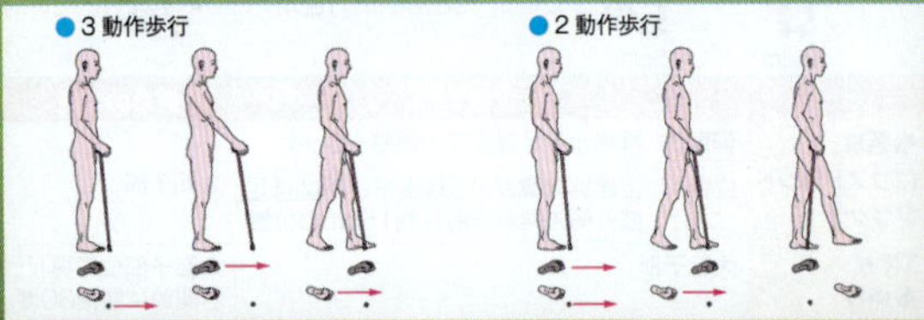

- 3動作歩行
- 2動作歩行

治療・ケア 装具

体幹装具

頸椎装具
目的：頸椎の動きの制御、頭部重量の頸椎への負担軽減
適応：頸椎症、リウマチ、頸椎術後など

金属枠　硬性　カラー（あご受けあり）　カラー（あご受けなし）

胸椎装具
目的：胸腰仙椎の固定や動きの制御
適応：圧迫骨折、胸椎術後

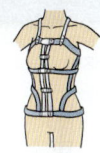

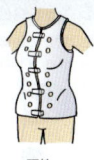

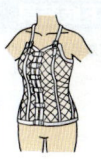

金属枠　硬性　軟性

腰椎装具
目的：腰仙椎の固定や動きの制御
適応：腰椎術後、椎間板ヘルニア

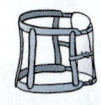

金属枠(ナイトブレース)　硬性　軟性

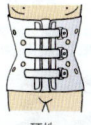

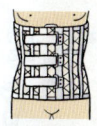

上肢装具

長対立装具
目的：手関節の背屈位を保持し、母指を他の指と対立位に保持する
適応：正中、尺骨神経麻痺

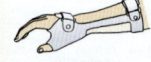

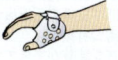

長対立装具　短対立装具

短対立装具
目的：手関節は固定せず、母指を他の指と対立位に保持する
適応：正中神経麻痺

治療・ケア 装具

上肢装具（続き）

把持装具
目的：母指と示指、中指間でつまみを可能にする
適応：片麻痺、脊髄損傷

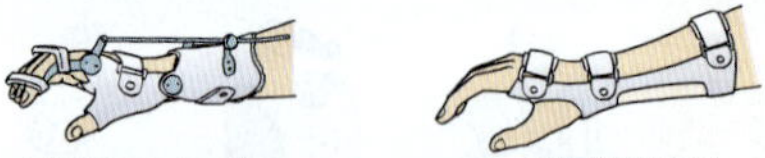

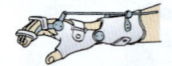

把持装具エンゲン型　　手背屈装具（硬性）

手背屈装具
目的：手関節を軽度背屈に安定保持
適応：橈骨神経麻痺

下肢装具

長下肢装具
目的：膝や足の動きの制御
適応：片麻痺、大腿骨骨折、ペルテス病

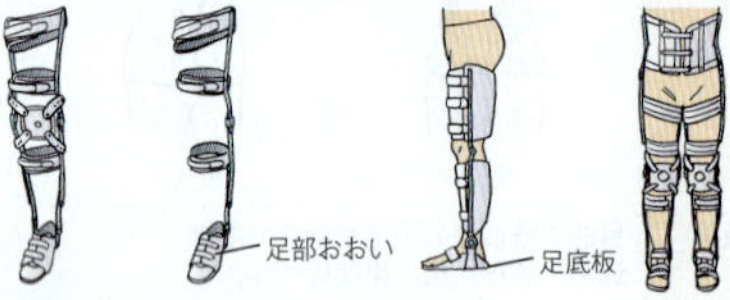

両側支柱　片側支柱　足部おおい　足底板　硬性　骨盤帯付両側支柱

短下肢装具
目的：足関節の動きの制御
適応：片麻痺、下腿骨骨折、足関節捻挫

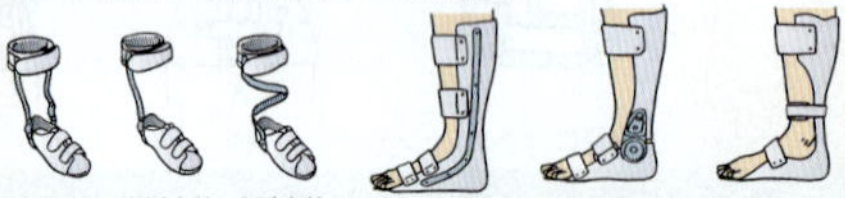

両側支柱　片側支柱　S型支柱　硬性支柱なし（シューホン）　硬性支柱なし（遊動継手）　硬性支柱付き

装具装着時の観察と注意

観察	●装具接触部位の発赤、皮膚損傷の有無 ●骨突出部や皮膚の圧迫痕の有無 ●循環障害の有無 ●スムーズな着脱ができているか
注意点	●筋萎縮や可動域の低下を避けるため装具を長時間装着することは避ける（脊椎術後の頸椎カラー、腰椎術後の軟性コルセットの使用は術後1週間程度） ●感覚障害がある患者は、皮膚・循環異常に気づかない場合があるため、十分な注意が必要

治療・ケア 脳神経外科で使う薬

抗凝固薬

分類	一般名	主な製品名	副作用
ビタミンK依存性凝固因子合成阻害薬	ワルファリン	ワーファリン	●出血、間質性肺炎、アナフィラキシーなど
ヘパリン	ヘパリン	ヘパリン、ノボ・ヘパリン	●ショック、アナフィラキシー様症状、出血など
	ダルテパリン	フラグミン	
FXa阻害薬	フォンダパリヌクス	アリクストラ	●出血、肝障害、黄疸など
	エドキサバン	リクシアナ	●出血、貧血、血尿など
	リバーロキサバン	イグザレルト	●出血、肝障害、黄疸など
	アピキサバン	エリキュース	●出血、消化不良、血便など
トロンビン直接阻害薬	ダビガトラン	プラザキサ	●出血、間質性肺炎、アナフィラキシー、消化不良、悪心など
抗トロンビン薬	アルガトロバン	ノバスタンHI、スロンノンHI	●出血性脳梗塞、脳出血、消化管出血、ショック、アナフィラキシーショックなど

抗血小板薬

分類	一般名	主な製品名	副作用
COX-1阻害薬	アスピリン	バイアスピリン、バファリン	●ショック、アナフィラキシー様症状、出血、皮膚粘膜眼症候群、中毒性表皮壊死症、再生不良性貧血など
トロンボキサン合成酵素阻害薬	オザグレル	カタクロット、キサンボン	●出血、ショック、肝障害、発疹、貧血、発熱など
プロスタグランジン製剤	ベラプロスト	ドルナー、プロサイリン	●出血傾向、ショック、失神、肝障害、間質性肺炎、心筋梗塞など
5-HT2拮抗薬	サルポグレラート	アンプラーグ	●脳出血、消化管出血、血小板減少症、肝障害、黄疸など
チエノピリジン誘導体	チクロピジン	パナルジン	●出血、無顆粒球症、再生不良性貧血、消化性潰瘍、間質性肺炎、肝障害、中毒性表皮壊死症など
	クロピドグレル	プラビックス	
PDE3阻害薬	シロスタゾール	プレタール	●うっ血性心不全、心筋梗塞、狭心症、出血、消化性潰瘍、無顆粒球症、肝障害など
魚油	イコサペント酸エチル(EPA)	エパデール	●発疹、瘙痒感、貧血、悪心、腹痛、胸やけなど

治療ケア 脳神経外科で使う薬

血栓溶解薬

分類	一般名	主な製品名	主な副作用・禁忌
ウロキナーゼ製剤	ウロキナーゼ	ウロキナーゼ、ウロナーゼ	● 出血、ショック、過敏症、嘔吐、血尿など ● 禁忌：頭蓋内・脊髄の術後・損傷2か月以内、動脈瘤
rt-PA 製剤*	アルテプラーゼ	アクチバシン、グルトパ	● 脳出血、消化管出血、脳梗塞、ショック、心破裂など ● 禁忌：出血、頭蓋内出血の既往・出血性素因、頭蓋内・脊髄の術後・損傷3か月以内、重篤な肝障害など

*脳血管障害急性期の使用は発症後4.5時間以内、心筋梗塞急性期の使用は発症後6時間以内

頭蓋内圧降下薬

分類	一般名	主な製品名	主な副作用
高張液	濃グリセリン	グリセオール、グリセレブ	● リバウンド現象、電解質異常、尿細管障害、腎不全、代謝性アシドーシス、高浸透圧高血糖症候群
	D-マンニトール	マンニゲン、マンニットール	
ステロイド	プレドニゾロン	プレドニン、プレドニゾロン	● 感染症、耐糖能異常、消化性潰瘍など
	ベタメタゾン	リンデロン、リネストロン	
利尿薬	フロセミド	ラシックス	● 脱水、電解質異常（低K血症）

脳保護薬

一般名	主な製品名	主な副作用
エダラボン	ラジカット	● 急性腎不全、ネフローゼ症候群、劇症肝炎、肝障害、DICなど

抗痙攣薬

分類	一般名	主な製品名	主な副作用
分枝脂肪酸系薬	バルプロ酸	デパケン、バレリン、ハイセレニン	● 肝障害、高アンモニア血症
イミノスチルベン系薬	カルバマゼピン	テグレトール	● 眠気、脱力感、めまい、肝障害、重篤な皮膚症状
ヒダントイン系薬	フェニトイン	アレビアチン、ヒダントール	● 多毛、歯肉腫脹、眼振、小脳失調、意識障害、催奇形性、スティーブンス・ジョンソン症候群、ライエル症候群
ベンズイソキサゾール系薬	ゾニサミド	エクセグラン	● 眠気、意欲低下
バルビツール酸系薬	フェノバルビタール	フェノバール	● 多動、意欲低下、眠気、集中力の低下

治療ケア

脳循環・代謝改善薬

一般名	主な製品名	主な副作用
イフェンプロジル	アポノール、イブロノール、セロクラール	●口渇、悪心・嘔吐、食欲不振、頭痛、めまい、発疹など
γ-アミノ酪酸(GABA)	ガンマロン	●便秘、下痢、食欲不振、悪心、感情失禁
イブジラスト	ケタス	●発疹、頭痛、食欲不振、嘔気、AST・ALT・ALP・γ-GTP 上昇など
CDPコリン	シチコリン、ニコリン	●ショック、一過性血圧変動、過敏症、不眠、悪心、肝障害など
アマンタジン	シンメトレル	●悪性症候群、皮膚粘膜眼症候群、中毒性表皮壊死融解症、心不全、肝不全、精神症状など
ニセルゴリン	サアミオン、サルモシン、セルファミン、サワチオン	●アレルギー症状、食欲不振、下痢、便秘、肝障害、めまいなど
メクロフェノキサート	ルシドリール	●過敏症、不眠、肝機能異常、血圧変動

脳出血治療薬

分類	一般名	主な製品名	主な副作用
血管強化薬	カルバゾクロム	アドナ	●ショック、注射部位の硬結、疼痛など
	アドレノクロム	S・アドクノン	
抗プラスミン薬	トラネキサム酸	トランサミン	●ショック、悪心、食欲不振、下痢など

抗認知症薬

一般名	主な製品名	主な副作用
ドネペジル	アリセプト	●失神、徐脈、心ブロック、胃・十二指腸潰瘍、肝障害、震え、悪性症候群
ガランタミン	レミニール	●失神、徐脈、心ブロック、QT延長、食欲不振、不眠症、頭痛、悪心・嘔吐、下痢、倦怠感など
リバスチグミン	リバスタッチ、イクセロン	●狭心症、心筋梗塞、徐脈、心ブロック、洞不全症候群、痙攣発作など
メマンチン	メマリー	●痙攣、激越、攻撃性、妄想、めまい、頭痛、肝機能異常、便秘、食欲不振など

治療・ケア 脳神経外科で使う薬

抗パーキンソン薬

分類		一般名	主な製品名	主な副作用
L-ドーパ(レボドパ)含有製剤		レボドパ	ドパストン、ドパゾール	●悪性症候群(高熱、錐体外路症状、意識障害、CK上昇)、悪心・嘔吐
		レボドパ・カルビドパ配合	ネオドパストン	
		レボドパ・ベンセラジド配合	マドパー、イーシー・ドパール	
ドパミン分泌(遊離)促進薬		アマンタジン	シンメトレル	●幻覚、錯乱などの精神症状、悪性症候群、皮膚粘膜眼症候群、びまん性表在性角膜炎など
ドパミン受容体作動薬(ドパミンアゴニスト)	麦角アルカロイド	ブロモクリプチン	パーロデル	●悪心・嘔吐などの消化器症状
		ペルゴリド	ペルマックス	●胸水、下肢浮腫、心臓弁膜症[麦角系]
		カベルゴリン	カバサール	
	非麦角系	タリペキソール	ドミン	
		プラミペキソール	ビ・シフロール	
		ロピニロール	レキップ	
抗コリン(副交感神経遮断)薬		トリヘキシフェニジル	アーテン、トレミン	●せん妄、幻覚、妄想、口渇、食欲不振、悪心、見当識障害、神経過敏、興奮、眠気などの精神神経症状
		ビペリデン	アキネトン	
		プロフェナミン	パーキン	
		ピロヘプチン	トリモール	
		メチキセン	コリンホール	
		マザチコール	ペントナ	
モノアミン酸化酵素(MAO-B)阻害薬		セレギリン	エフピー	●悪心・嘔吐、幻覚、食欲不振、めまい、ふらつき、不眠など
カテコール-Oメチル基転移酵素(COMT)阻害薬		エンタカポン	コムタン	●ジスキネジア、便秘などの消化器症状、起立性低血圧、精神神経症状など
ノルアドレナリン前駆物質		ドロキシドパ	ドプス	●幻覚、妄想、不随意運動などの精神神経症状

治療・ケア

非麻薬性鎮痛薬

分類		一般名	主な製品名	主な副作用
酸性NSAIDs	サリチル酸系	アスピリン	アスピリン、バファリン	● 消化管障害、腎障害、出血傾向、アスピリン喘息
	アントラニル酸系	メフェナム酸	ポンタール	
	フェニル酢酸系	ジクロフェナク	ボルタレン	
	インドール酢酸系	インドメタシン	インダシン、インテバン	
		スリンダク	クリノリル	
	ピラノ酢酸系	エトドラク	ハイペン、オステラック	
	プロピオン酸系	イブプロフェン	ブルフェン、ユニプロン	
		ナプロキセン	ナイキサン	
		オキサプロジン	アルボ	
		ロキソプロフェン	ロキソニン	
		プラノプロフェン	ニフラン	
	オキシカム系	ピロキシカム	フェルデン、バキソ	
		メロキシカム	モービック	
		ロルノキシカム	ロルカム	
	コキシブ系	セレコキシブ	セレコックス	
塩基性NSAIDs		チアラミド	ソランタール	● 消化管障害
		エピリゾール	メブロン	
非ピリン系		アセトアミノフェン	カロナール、アンヒバ	● 肝障害(高用量使用時)
非麻薬性オピオイド		ペンタゾシン	ソセゴン、ペンタジンン	● ショック、呼吸抑制、胸部圧迫感など

片頭痛治療薬

分類		一般名	主な製品名	主な副作用
治療薬	トリプタン系セロトニン受容体刺激薬	スマトリプタン	イミグラン	● ショック、アナフィラキシー、てんかん様発作、悪心など
		ゾルミトリプタン	ゾーミッグ	
		エレトリプタン	レルパックス	
		リザトリプタン	マクサルト	
		ナラトリプタン	アマージ	
	麦角アルカロイド(エルゴタミン)	ジヒドロエルゴタミン	ジヒデルゴット	● 心筋梗塞、悪心・嘔吐
		エルゴタミン・カフェイン	クリアミン	
予防薬	カルシウム(Ca)拮抗薬	ロメリジン	テラナス、ミグシス	● 胸痛、頭重

治療・ケア 脳神経外科で使う薬

降圧薬

分類	一般名	主な製品名	主な副作用
降圧利尿薬 サイアサイド系利尿薬	ヒドロクロロチアジド	ニュートライド	●電解質異常、高尿酸血症、耐糖能低下、脂質代謝障害、勃起不全、脱水
	トリクロルメチアジド	フルイトラン	
サイアサイド系類似利尿薬	インダパミド	ナトリックス	
ループ利尿薬	フロセミド	ラシックス	●サイアサイド系と同じ
カリウム保持性利尿薬	スピロノラクトン	アルダクトンA	●勃起不全、女性化乳房、月経痛、高カリウム血症
	エプレレノン	セララ	
カルシウム拮抗薬	ニフェジピン	アダラートL/CR	●反射性頻脈、動悸、疼痛、顔面紅潮、浮腫、起立性低血圧など
	アムロジピン	アムロジン、ノルバスク	
	アムロジピン・スタチン配合	カデュエット	
	ベラパミル	ワソラン	
	ベニジピン	コニール	
	アゼルニジピン	カルブロック	
	シルニジピン	アテレック	
	ジルチアゼム	ヘルベッサー	●徐脈、心抑制
アンジオテンシンII受容体拮抗薬（ARB）	ロサルタン	ニューロタン	●高カリウム血症、アナフィラキシー、血管浮腫、急性肝炎、劇症肝炎、腎不全、ショック、失神
	カンデサルタン	ブロプレス	
	バルサルタン	ディオバン	
	テルミサルタン	ミカルディス	
	オルメサルタン	オルメテック	
	イルベサルタン	イルベタン	
	アジルサルタン	アジルバ	
アンジオテンシン変換酵素（ACE）阻害薬	カプトプリル	カプトリル	●空咳、咽頭浮腫、高カリウム血症、発疹、発熱、顆粒球減少など
	エナラプリル	レニベース	
	デラプリル	アデカット	
	テモカプリル	エースコール	
	イミダプリル	タナトリル	
	キナプリル	コナン	
	ペリンドプリル	コバシル	
	リシノプリル	ロンゲス	
	シラザプリル	インヒベース	
β遮断薬	アテノロール	テノーミン	●徐脈、心抑制、気管支喘息、脳血管障害、抑うつなど
	ビソプロロール	メインテート	
	プロプラノロール	インデラル	
	ピンドロール	カルビスケン	

治療・ケア

β遮断薬	メトプロロール	ロプレソール、セロケン	
	カルベジロール	アーチスト	
α₁遮断薬	プラゾシン	ミニプレス	●起立性低血圧、心悸亢進、頭痛
	テラゾシン	ハイトラシン	
	ブナゾシン	デタントール	
	ドキサゾシン	カルデナリン	
交感神経抑制薬	クロニジン	カタプレス	●抑うつ、発熱、胃潰瘍、口渇、鼻閉、下痢、起立性低血圧、脱力感、眠気、肝障害、溶血性貧血
	メチルドパ	アルドメット	
レニン阻害薬	アリスキレン	ラジレス	●血管浮腫、高カリウム血症、腎機能障害、肝胆道系障害、代謝および栄養障害、頭痛など

●合剤

合剤	薬剤：製品名
ARB・利尿薬配合剤	ロサルタン＋ヒドロクロロチアジド：プレミネント テルミサルタン＋ヒドロクロロチアジド：ミコンビ バルサルタン＋ヒドロクロロチアジド：コディオ カンデサルタン＋ヒドロクロロチアジド：エカード イベサルタン＋トリクロルメチアジド：イルトラ
ARB・カルシウム拮抗薬配合剤	バルサルタン＋アムロジピン：エックスフォージ オルメサルタン＋アゼルニジピン：レザルタス カンデサルタン＋アムロジピン：ユニシア テルミサルタン＋アムロジピン：ミカムロ イルベサルタン＋アムロジピン：アイミクス

抗癌薬

分類	一般名（略称）	主な製品名	主な副作用
アルキル化薬	テモゾロミド	テモダール	●出血性膀胱炎、脱毛、間質性肺炎、抗利尿ホルモン不適合分泌症候群（SIADH）
	ニムスチン	ニドラン	
	イホスファミド	イホマイド	
	プロカルバジン	塩酸プロカルバジン	
白金製剤	シスプラチン	ランダ、ブリプラチン	●悪心 ●腎障害、口内炎、末梢神経障害［シスプラチン］
	カルボプラチン	パラプラチン	
微小管阻害薬	ビンクリスチン	オンコビン	●末梢神経障害、口内炎、脱毛、関節痛、筋肉痛
代謝拮抗薬	メトトレキサート	メソトレキセート	●肝・腎障害
トポイソメラーゼⅡ阻害薬	エトポシド	ベプシド、ラステット	●末梢神経障害、頭痛、脱毛
分子標的治療薬	リツキシマブ	リツキサン	●アナフィラキシー、発熱
	ベバシズマブ	アバスチン	●高血圧・蛋白尿・鼻出血・血栓症

精神・心理 せん妄

せん妄の診断基準(DSM-5：2013)

A.	注意の障害(集中し、維持し、他に転じる能力の低下)と認識の障害(環境を認識する能力の低下)
B.	障害は短時間のうちに出現し(たいてい数時間から数日)、注意や認識の重症度は1日のうちで変動することがある
C.	認知機能の障害が加わる(記憶欠損、失見当識、言語や視覚認知、理解力の低下)
D.	診断基準のAとCの障害は、すでに先行し、確定され、または進行中の神経認知障害ではうまく説明できず、昏睡状態のような重度の覚醒レベルの低下は起こらない
E.	病歴、身体診察、臨床検査所見からその障害が一般身体疾患の直接的な生理学的結果、中毒、離脱、毒物にさらされた状態、複数の病因により引き起こされたという証拠がある

サブタイプ	急性	数時間から数日続くもの
	遷延性	週または月単位で続くもの
サブタイプ	過活動型	精神運動レベルが活発で気分不安定、興奮、または/もしくは、医療ケアに非協力的
	低活動型	精神運動レベルは低活動で、介入に対して無気力でのろい
	混合型	精神運動レベルは通常だが注意や認識の障害がある、また活動レベルは急速に変動する

高槻由佳, 天野直二. 新しい診断基準"DSM-5"の特徴とせん妄患者ケアのポイント. エキスパートナース 2014; 30: 13-18より引用. 原文American Psychiatric Association. Diagnostic and Statistical Manual of Mental Disorders, Fifth Edition. 2013. 翻訳は著者による

せん妄の原因

直接因子	限局性または広汎性の脳疾患
	二次的に脳に影響を及ぼす脳以外の身体疾患
	依存性薬物からの離脱
	中枢神経系に作用する薬物の使用
準備因子	高齢、脳血管障害、認知症、薬物中毒、脱水など
誘発因子	入院による環境の変化、ICU・SCUなどにおける過剰刺激、治療に伴う行動制限・術後のラインにつながれている状態、疼痛、睡眠妨害要因、心理的ストレス、感覚遮断、拘禁状況、せん妄を起こしやすい薬剤の使用など

せん妄を発症する可能性が高い患者の条件

①認知症がある
②ライン類が挿入されている
③睡眠障害がある
④緊急入院である
⑤治療のため安静をしいられている

精神・心理 せん妄

せん妄の前兆

- 不安気でいらいらしている
- 不機嫌に押し黙る
- 憂うつそう
- 呑気
- はしゃぐ
- 落ち着きがない
- ぼんやりとして何もしない
- 集中できない
- 注意が散漫となる
- 考えがまとまらない
- 会話のつじつまが合わない
- 不眠
- うとうとしがち
- 迫真性のある夢・悪夢を見る
- 一過性の錯覚・幻覚がある
- 音や光に敏感になる

せん妄のマネジメント

アセスメント	●せん妄の直接原因、誘発因子の同定
せん妄の直接因子の治療	●せん妄の原因となっている基礎疾患への対応
誘発因子への対策	●基本的ニーズの充足 ●環境の調整 ●心身のストレス緩和
患者と家族に対する支持療法	●せん妄の症状と対応の仕方を知ってもらう ●家族の困惑を軽減する
向精神薬による対症療法	患者の興奮を軽減するため、ハロペリドール、リスペリドンなどの抗精神病薬を必要最小限用いる 錐体外路症状、悪性症候群に注意する

せん妄誘発因子への対策

基本的ニーズの充足		●水・電解質・ビタミン・栄養バランスの維持 ●睡眠と活動のバランスの維持 ●排泄ケア ●安楽の維持
環境の調整	現実検討を高める	●大きな字のカレンダーや時計を置く ●明かりを調整して朝と昼のサイクルがわかるようにする ●壁に絵や写真をかけ色調を工夫する ●メガネや補聴器、テレビやラジオを使用して感覚遮断を減らす ●家族の面会を求めるとともに、家族の写真を置く
	環境を整える	●頻繁に訪室するなど患者の不安の軽減に努める ●転倒などが起こらない安全な環境を整える ●ドレーンやラインの自己抜去を予防し、必要性を見なおして必要がなければ早急に抜去する ●不動の状態になるのを避け、体位変換や早期離床を促す ●夜間の光の漏れや騒音に注意する
心身のストレス緩和		●情報を適切に提供し、不安を最小限にする ●疼痛コントロールなど身体的苦痛を緩和する

付録 脳神経領域で用いる略語

数字

3D-CT	3-dimensional CT 三次元CT
5HT	5-hydroxytryptamine 5-ヒドロキシトリプタミン

A

A	anterior nuclei 視床前核
AAG	amyloid angiopathy アミロイドアンジオパチー
ABI	atherothrombotic brain infarction アテローム血栓性脳梗塞
ABR	auditory brainstem response 聴性脳幹反応
ABS	acute brain syndrome 急性脳症候群
ACA	anterior cerebral artery 前大脳動脈
ACC	anterior cingulate cortex 前帯状皮質
ACEI	angiotensin converting enzyme inhibitor アンジオテンシン変換酵素阻害薬
Ach	acetylcholine アセチルコリン
AchA	anterior choroidal artery 前脈絡叢動脈
AchE, AChE	acetylcholinesterase アセチルコリン分解酵素
AChR	acetylcholine receptor アセチルコリン受容体
Acom	anterior communicating artery 前交通動脈
AC-PC line	anterior commissure posterior commissure line 前・後交連線
AD	adrenaline アドレナリン
AD	Alzheimer's disease アルツハイマー病
ADEM	acute disseminated encephalomyelitis 急性散在性脳脊髄炎
ADL	activities of daily living 日常生活動作
AEDH	acute epidural hematoma 急性硬膜外血腫
AEP	auditory evoked potential 聴覚誘発電位
AG	angiography 血管造影
AG	arteriography 動脈造影
AICA	anterior inferior cerebellar artery 前下小脳動脈
AKA	arthrokinematic approach 関節運動学的アプローチ
ALS	advanced life support 2次救命処置
ALS	amyotrophic lateral sclerosis 筋萎縮性側索硬化症
AN	aneurysm 動脈瘤
ANS	autonomic nervous system 自律神経系
APDL	activities parallel to daily living 生活関連動作
APO	apoplexy 脳卒中
APTT	activated partial thromboplastin time 活性化部分トロンボプラスチン時間
ARAS	ascending reticular activating system 上行性網様体賦活系
ARB	angiotensin II receptor blocker アンジオテンシンII受容体拮抗薬
ASDH	acute subdural hematoma 急性硬膜下血腫
ASO	arteriosclerosis obliterans 閉塞性動脈硬化症
AT	acoustic tumor 聴神経腫瘍
AT	arterial thrombosis 動脈血栓症
ATNR	asymmetrical tonic neck reflex 非対称性緊張性頸反射

ATR	Achilles tendon reflex	アキレス腱反射
ATSD	Alzheimer-type senile dementia	アルツハイマー型老年期認知症
AVM	arteriovenous malformation	動静脈奇形

B

BA	basilar artery	脳底動脈
BADL	basic activities of daily living	基本的ADL
BBB	blood brain barrier	血液脳関門
BD	brain death	脳死
BE	brain edema	脳浮腫
BEP	brain evoked potential	脳誘発電位
BI	Barthel index	バーセルインデックス
BLS	basic life support	1次救命処置
BNT	brain neurotransmitter	脳神経伝達物質
BOA	behavioral observation audiometry	聴性行動反応聴力検査
BP	Bell's palsy	ベル麻痺
BP	blood pressure	血圧
BPPN	benign paroxysmal positional nystagmus	良性発作性頭位眼振
BPPV	benign paroxysmal positional vertigo	良性発作性頭位めまい
BPSD	behavioral and psychological symptoms of dementia	行動心理症状
B's	Babinski reflex	バビンスキー反射
BSE	bovine spongiform encephalopathy	ウシ海綿状脳症
BSR	brainstem response	脳幹反応
BT	brain tumor	脳腫瘍

C

C	cervical nerve	頸神経
CA	catecholamine	カテコラミン
CAG	carotid angiography	頸動脈造影
CAG	cerebral angiography	脳血管造影
CAS	carotid artery stent	頸動脈ステント留置術
CAT	computer-assisted tomography	コンピュータ断層撮影
CBD	corticobasal degeneration	大脳皮質基底核変性症
CBF	cerebral blood flow	脳血流量
CBS	chronic brain syndrome	慢性脳症候群
CC	corpus callosum	脳梁
CCA	common carotid artery	総頸動脈
CCF	carotid-cavernous fistula	頸動脈海綿静脈洞瘻
CDH	cervical disc herniation	頸椎椎間板ヘルニア
CE	cerebral embolism	脳塞栓
CEA	carotid endarterectomy	頸動脈内膜切除術
CG	cingulate gyrus	帯状回
CGA	comprehensive geriatric assessment	高齢者総合的機能評価
CHE	chronic hepatic encephalopathy	慢性肝性脳症
CI	cerebral infarction	脳梗塞
CJD	Creutzfeldt-Jakob disease	クロイツフェルト・ヤコブ病
CM	chemical mediator	化学伝達物質

CMAP	compound muscle action potential 複合筋活動電位	
CMR	cerebral metabolic rate 脳代謝率	
CMS	congenital myasthenic syndrome 先天性筋無力症候群	
CN	cranial nerve 脳神経	
CNS	central nervous system 中枢神経系	
COX	cyclooxygenase シクロオキシゲナーゼ	
CP	cerebral palsy 脳性麻痺	
CPAP	continuous positive airway pressure 持続気道内陽圧呼吸	
CPCR	cardiopulmonary cerebral resuscitation 心肺脳蘇生	
CPL	cranioplasty 頭蓋形成術	
CPM	central pontine myelinolysis 橋中心髄鞘崩壊	
CPP	cerebral perfusion pressure 脳灌流圧	
CPR	cardiopulmonary resuscitation 心肺蘇生	
CPS	complex partial seizure 複雑部分発作	
CRP	C-reactive protein C反応性蛋白	
CRPS	complex regional pain syndrome 複合性局所疼痛症候群	
CRT	capillary refilling time 毛細血管再充満時間	
CS	cervical spondylosis 頸部脊椎症	
CSEA	combined spinal-epidural anesthesia 脊髄クモ膜下硬膜外併用麻酔	
CSF	cerebrospinal fluid 脳脊髄液	
CSH	chronic subdural hematoma 慢性硬膜下血腫	
CSM	cervical spondylotic myelopathy 頸椎症性脊髄症	
CSR	cervical spondylotic radiculopathy 頸椎症性神経根症	
CT	computed tomography コンピュータ断層撮影	
CTD	computed tomographic discography CTディスコグラフィ	
CTM	computed tomographic myelography CTミエログラフィ	
CVA	cerebrovascular accident 脳血管障害	
CVD	cerebrovascular disease 脳血管疾患	
CVD	continuous ventricular drainage 持続脳室ドレナージ	
CVR	cerebral vascular resistance 脳血管抵抗	
D		
DA	dopamine ドパミン	
DAI	diffuse axonal injury びまん性軸索損傷	
DASH	disability of the arm, shoulder, and hand 上肢障害評価表	
DAT	dementia of Alzheimer type アルツハイマー型認知症	
dAVF	dural arteriovenous fistula 硬膜動静脈瘻	
DBI	diffuse brain injury びまん性脳損傷	
DBS	deep brain stimulation 深脳部刺激法	
DESIGN	Depth, Exudate, Size, Inflammation/Infection, Granulation tissue, Necrotic tissue DESIGN褥瘡状態評価法	
DF	depressed fracture 陥没骨折	
DIND	delayed ischemic neurological deficit 遅発性脳虚血発作	
DLB	dementia with Lewy body レビー小体型認知症	
DM	dermatomyositis 皮膚筋炎	
DMD	Duchenne's muscular dystrophy デュシェンヌ型筋ジストロフィー	
DMIT	dementia of multiinfarct type 多発性梗塞性認知症	

DN	diabetic neuropathy 糖尿病性神経障害
DOC	disturbance of consciousness 意識障害
DRPLA	dentatorubral-pallidoluysian atrophy 歯状核赤核淡蒼球ルイ体萎縮症
DSA	digital subtraction angiography デジタルサブトラクション血管造影
DTI	deep tissue injury 深部組織損傷
DTR	deep tendon reflex 深部腱反射
DVT	deep vein thrombosis 深部静脈血栓症
DWI	diffusion-weighted image 拡散強調画像

E

ECA	external carotid artery 外頸動脈
EC-IC bypass	extracranial-intracranial bypass 頭蓋外-頭蓋内バイパス
ECS	Emergency Coma Scale エマージェンシーコーマスケール
EDA	electrodermal activity 皮膚電位
EDAS	encephalo-duro arterio synangiosis 脳硬膜血管吻合術
EDH	epidural hematoma 硬膜外血腫
EDP	epidural pressure 硬膜外圧
EEG	electroencephalogram 脳波検査
EEMG	evoked electromyogram 誘発筋電図
EMG	electromyography 筋電図
ENG	electronystagmogram 電気眼振図
EOG	electrooculogram 眼電位図
EOM	external ocular movement 外眼筋運動
EP	evoked potential 誘発電位
EPG	electric pupillography 電気の瞳孔運動記録法
Epi	epilepsy てんかん
EPS	extrapyramidal symptoms 錐体外路症状
EPSP	excitatory postsynaptic potential 興奮性シナプス後電位
ERA	electric response audiometry 誘発反応聴力検査
ES	elastic stocking 弾性ストッキング
ESR	electric skin resistance 皮膚電気抵抗
ET	essential tremor 本態性振戦
ETV	endoscopic third ventriculostomy 内視鏡下第三脳室開窓術
EVD	external ventricular drainage 脳室ドレナージ

F

FBSS	failed back surgery syndrome 腰椎術後慢性疼痛
FDP	fibrin and fibrinogen degradation product フィブリン・フィブリノゲン分解物
FFP	fresh frozen plasma 新鮮凍結血漿
FIM	functional independence measure 機能的自立度評価法
FL	frontal lobe 前頭葉
f-MRI	functional magnetic resonance imaging 機能的磁気共鳴撮影
FN	facial nerve 顔面神経
FNS	femoral nerve stretching test 大腿神経伸展テスト
F-N test	finger to nose test 指鼻試験
FOG	freezing of gait すくみ足
FP	facial paralysis 顔面神経麻痺

FRT	fixation reflex test	固視反射テスト
FS	facial spasm	顔面痙攣
FTD	frontotemporal dementia	前頭側頭型認知症
G		
GABA	gamma-aminobutyric acid	γ-アミノ酪酸
GBM	glioblastoma multiforme	多形性神経膠芽腫
GBS	Guillain-Barre syndrome	ギラン・バレー症候群
GCS	Glasgow coma scale	グラスゴーコーマスケール
GDC	guglielmi detachable coil	ググリエルミ離脱式コイル
glu, Glu	glutamic acid	グルタミン酸
GOTS	great occipito-trigeminal syndrome	大後頭三叉神経症候群
GP	globus pallidus	淡蒼球
GTCS	generalized tonic clonic seizure	全身性強直性間代発作
GVHD	graft-versus-host disease	移植片対宿主病
H		
HA	headache	頭痛
HDS-R	Revised-Hasegawa dementia scale	改訂長谷川式簡易知能評価スケール
Hemi.	hemiplegia	片麻痺
HH	homonymous hemianopia	同名半盲
HHS	hypothalamic-hypophyseal system	視床下部・下垂体系
HI	head injury	頭部外傷
HIH	hypertensive intracerebral hemorrhage	高血圧性脳内出血
HRCT	high-resolution computed tomography	高分解能コンピュータ断層撮影
HS	hippocampal sclerosis	海馬硬化
HSVE	herpes simplex virus encephalitis	単純ヘルペスウイルス脳炎
I		
IADL	instrumental activities of daily living	手段的日常生活動作
IC	intermittent claudication	間欠性跛行
IC	internal capsule	内包
ICA	internal carotid artery	内頸動脈
ICD	International Classification of Diseases	国際疾病分類
ICH	intracerebral hemorrhage	脳内出血
ICH	intracranial hematoma	頭蓋内血腫
ICH	intracranial hypertension	頭蓋内圧亢進
ICP	intracranial pressure	頭蓋内圧
IC-PC	internal carotid-posterior communicating artery	内頸動脈-後交通動脈分岐部
IC-PC aneurysm	internal carotid-posterior communicating artery aneurysm	内頸動脈-後交通動脈分岐部動脈瘤
IH	intracerebral hematoma	脳内血腫
IICP	increased intracranial pressure	頭蓋内圧亢進
INSS	International Neuroblastoma Staging System	神経芽細胞腫国際分類
IO	inferior oblique muscle	下斜筋
IPC	intermittent pneumatic compression	間欠的空気圧迫法
IPPV	intermittent positive pressure ventilation	間欠的陽圧換気

IR	inferior rectus muscle 下直筋
IS	idiopathic scoliosis 特発性側彎
ITB	intrathecal baclofen therapy 髄腔内バクロフェン療法
IVH	intraventricular hemorrhage 脳室内出血
IVM	involuntary movement 不随意運動
IVT	intravenous thrombolysis 点滴静注血栓溶解療法
J	
JCS	Japan Coma Scale ジャパンコーマスケール
JP	juvenile parkinsonism 若年性パーキンソニズム
L	
L	lumbar nerve 腰神経
L	lumbar spine 腰椎
LCCA	late cerebellar cortical atrophy 晩発性小脳皮質萎縮症
LDH	lactic acid dehydrogenase 乳酸脱水素酵素
LDH	lumbar disc hernia 腰椎椎間板ヘルニア
L-DOPA, L-dopa	3,4-dihydroxy-phenyl-L-alanine [levodopa] ジヒドロキシフェニルアラニン[レボドパ]
LGB	lateral geniculate body 外側膝状体
Liq.	liquor 溶液, 髄液
LLB	long leg brace 長下肢装具
LMNL	lower motor neuron lesion 下位運動ニューロン障害
LOC	level of consciousness 意識レベル
LP	lumbar puncture 腰椎穿刺
L-P shunt	lumbo-peritoneal shunt 腰椎クモ膜下腔-腹腔短絡術
LR	lateral rectus muscle 外直筋
LR	light reflex 対光反射
LSA	lenticulostriate artery レンズ核線条体動脈
M	
MA	motor aphasia 運動性失語
MAOI	monoamine oxidase inhibitor モノアミン酸化酵素阻害薬
MCA	middle cerebral artery 中大脳動脈
MCH	muscle contraction headache 筋収縮性頭痛
MCI	mild cognitive impairment 軽度認知機能障害
MCS	motor cortex stimulation 大脳皮質運動野刺激法
MCV	motor nerve conduction velocity 運動神経伝導速度
MD	muscular dystrophy 筋ジストロフィー
MEG	magnetoencephalography 脳磁図
MELAS	mitochondrial encephalomyopathy ミトコンドリア脳筋症
MEP	motor evoked potential 運動誘発電位
MG	myasthenia gravis 重症筋無力症
MID	multi-infarct dementia 多発梗塞性認知症
MJD	Machado-Joseph's disease マチャドジョセフ病
MMA	middle meningeal artery 中硬膜動脈
MMD	moyamoya disease モヤモヤ病
MMSE	Mini-Mental State Examination 簡易精神状態検査
MMT	manual muscle test 徒手筋力テスト
MND	motor neuron disease 運動ニューロン疾患

MOB	multiply operated back 腰椎多数回手術例	
MOF	multiple organ failure 多臓器不全	
MR	medial rectus muscle 内直筋	
MRA	magnetic resonance angiography 磁気共鳴血管造影	
MRC	magnetic resonance cisternography 磁気共鳴脳槽造影法	
MRI	magnetic resonance imaging 磁気共鳴撮影	
MRS	magnetic resonance spectroscopy 磁気共鳴スペクトロスコピー	
mRS	modified Rankin scale 修正ランキンスケール	
MRSA	methicillin resistant Staphylococcus aureus メチシリン耐性黄色ブドウ球菌	
MRSE	methicillin resistant Staphylococcus epidermidis メチシリン耐性表皮ブドウ球菌	
MS	multiple sclerosis 多発性硬化症	
MSA	multiple system atrophy 多系統萎縮症	
MTLE	mesial temporal lobe epilepsy 内側側頭葉てんかん	
MVD	microvascular decompression 微小血管減圧術	
MYD	myotonic dystrophy 筋緊張性ジストロフィー	

N

N	nerve 神経	
NA	noradrenaline ノルアドレナリン	
NAP	nerve action potential 神経活動電位	
NB	neuroblastoma 神経芽細胞腫	
NCL	neuronal ceroid lopofuscinosis 神経セロイドリポフスチン症	
NCS	nerve conduction study 神経伝導検査	
NCSS	Neurosurgical Cervical Spine Score 頸椎神経障害スケール	
NCU	neurological care unit 神経病集中監視部	
NCV	nerve conduction velocity 神経伝導速度	
NET	nerve excitability test 神経興奮性検査	
NF	neurofibromatosis 神経線維腫症	
NFLD	nerve fiber layer defect 神経線維層欠損	
NGF	nerve growth factor 神経成長因子	
NIHSS	National Institute of Health Stroke Scale 脳卒中重症度評価スケール	
NMJ	neuromuscular junction 神経筋接合部	
NMS	neurally mediated syncope 神経調節性失神	
NMU	neuromuscular unit 神経筋単位	
NN	neurinoma 神経鞘腫	
NPE	neuropsychological evaluation 神経心理学的評価	
NPH	normal pressure hydrocephalus 正常圧水頭症	
NPUAP	National Pressure Ulcer Advisory Panel 米国褥瘡諮問委員会	
NSAIDs	non-steroidal anti-inflammatory drugs 非ステロイド性抗炎症薬	
NSE	neuron-specific enolase 神経特異エノラーゼ	
Nx	nystagmus 眼球振盪	

O

OA-PICA anastomosis	occipital artery-posterior inferior cerebellar artery anastomosis 後頭動脈-後下小脳動脈吻合術	
OBS	organic brain syndrome 器質性脳症候群	

OC	optic chiasma 視神経交叉
OCR	oculocephalic reflex 頭位変換眼球反射
OD	orthostatic dysregulation 起立性調節障害
OKN	optokinetic nystagmus 視運動性眼振
OL	occipital lobe 後頭葉
OLG	oligodendroglioma 乏突起膠腫
OP, Op.	operation 手術
OPCA	olivo-ponto-cerebellar atrophy オリーブ橋小脳萎縮症
OR	operating room 手術室
OVN	ocular vegetative neurosis 眼自律神経症
P	
PA	pilocytic astrocytoma 毛様細胞性星細胞腫
PA	pituitary adenoma 下垂体腺腫
PACE	promoting aphasics' communication effectiveness コミュニケーション能力測定法
PAN	periodic alternating nystagmus 周期交代性眼振
para	paraplegia 対麻痺
PCA	posterior cerebral artery 後大脳動脈
PCC	posterior cingulate cortex 後帯状皮質
PCD	paraneoplastic cerebellar degeneration 傍腫瘍性小脳変性症
Pchor	posterior choroidal artery 後脈絡叢動脈
PCI	prophylactic cranial irradiation 予防的全脳照射
PCNSL	primary central nervous system lymphoma 中枢神経系原発リンパ腫
Pcom	posterior communicating artery 後交通動脈
PD	Parkinson's disease パーキンソン病
PD	Pick disease ピック病
PDPH	postdural puncture headache 硬膜穿刺後頭痛
PEA	pulseless electrical activity 脈なし電気活性
PEO	progressive external ophthalmoplegia 進行性外眼筋麻痺
PET	positron emission tomography ポジトロンエミッション断層撮影
PFC	prefrontal cortex 前頭前野
PGR	psychogalvanic reflex 精神皮膚電流反射
PH	putaminal hemorrhage 被殻出血
PICA	posterior inferior cerebellar artery 後下小脳動脈
PKN	parkinsonism パーキンソニズム
PL	parietal lobe 頭頂葉
PLPHA	post-lumbar puncture headaches 腰椎穿刺後頭痛
PM	petit mal(仏) 小発作
PM	polymyositis 多発性筋炎
PMA	pilomyxoid astrocytoma 毛様類粘液性星細胞腫
PMA	progressive muscular atrophy 進行性筋萎縮症
PMD	progressive muscular dystrophy 進行性筋ジストロフィー
PML	progressive multifocal leukoencephalopathy 進行性多巣性白質脳症
PNET	primitive neuroectodermal tumor 原始神経外胚葉腫瘍
PNP	peripheral neuropathy 末梢神経障害

PNS	parasympathetic nervous system 副交感神経系	
PNS	peripheral nerve stimulation 末梢神経刺激	
PNS	peripheral nervous system 末梢神経系	
PP	periodic paralysis 周期性四肢麻痺	
PPRF	paramedian pontine reticular formation 傍正中橋網様体	
PRES	posterior reversible encephalopathy syndrome 可逆性後頭葉白質脳症	
PRIND	prolonged reversible ischemic neurological deficit 遷延性可逆性虚血性神経障害	
PS	photic stimulation 光刺激	
PSD	periodic synchronous discharge 周期性同期性放電	
PSF	posterior spinal fusion 脊椎後方固定	
PSP	progressive supranuclear paralysis 進行性核上性麻痺	
PSW	psychiatric social worker 精神医学ソーシャルワーカー	
PT	pyramidal tract 錐体路	
PTA	posttraumatic amnesia 外傷後健忘	
PTE	pulmonary thromboembolism 肺血栓塞栓症	
PTN	pyramidal tract neuron 錐体路ニューロン	
PTR	patellar tendon reflex 膝蓋腱反射	
PTT	partial thromboplastin time 部分トロンボプラスチン時間	
PVG	pneumoventriculography 気体脳室造影	
PVL	periventricular leukomalacia 脳室周囲白質軟化症	
PWI	perfusion-weighed image 灌流強調画像	

Q・R

RAPD	relative afferent pupillary defect 相対的入力瞳孔反射異常	
rCBF	regional cerebral blood flow 局所脳血流	
RI	radioisotope 放射性同位元素	
RIND	reversible ischemic neurological deficit 可逆性虚血性神経障害	
ROI	region of interest 関心領域	
ROM	range of motion 関節可動域	
ROME	range of motion exercise 関節可動域訓練	
ROMT	range of motion test 関節可動域テスト	
RSS	Ramsay sedation scale ラムゼイ鎮静スケール	
rt-PA	recombinant tissue plasminogen activator 遺伝子組み換え組織プラスミノゲンアクチベーター	

S

S	sacral nerve 仙骨神経	
SA	sensory aphasia 感覚性失語	
SAH	subarachnoid hemorrhage クモ膜下出血	
SAS	sleep apnea syndrome 睡眠時無呼吸症候群	
SAS	surface anatomy scan 脳表撮像法	
SC	spinal cord 脊髄	
SCA	subclavian artery 鎖骨下動脈	
SCA	superior cerebellar artery 上小脳動脈	
SCD	spino-cerebellar degeneration 脊髄小脳変性症	
SCI	spinal cord injury 脊髄損傷	
SCS	sensory nerve conduction study 感覚神経伝導検査	

SCS	spinal cord stimulation	脊髄電気刺激療法
SCU	stroke care unit	脳卒中センター
SCV	sensory nerve conduction velocity	感覚神経伝導速度
SDH	subdural hematoma	硬膜下血腫
SEP	somatosensory evoked potential	体性感覚誘発電位
SEP	spinal cord evoked potential	脊髄誘発電位
SG	suprageniculate	膝上核
SGB	stellate ganglion block	星状神経節ブロック
SIADH	syndrome of inappropriate secretion of ADH 抗利尿ホルモン不適合分泌症候群	
SIAS	Stroke Impairment Assessment Set	脳卒中機能障害評価セット
SIP	sympathetically independent pain	交感神経非依存性疼痛
SLB	short leg brace	短下肢装具
SLR	straight leg raising test	下肢伸展挙上テスト
SLTA	standard language test of aphasia	標準失語症検査
SMP	sympathetically maintained pain	交感神経依存性疼痛
SN	spontaneous nystagmus	自発眼振
SND	striatonigral degeneration	線条体黒質変性症
SNRI	serotonin-noradrenaline reuptake inhibitor セロトニン・ノルアドレナリン再取り込み阻害薬	
SNS	sympathetic nervous system	交感神経系
SO	superior oblique muscle	上斜筋
SP	substance P	サブスタンスP
Sp	spike	棘波
SPA	stimulation produced analgesia	刺激鎮痛法
Sp & W	spike and wave complex	棘波徐波結合
SPECT	single-photon emission computed tomography 単光子放射型コンピュータ断層撮影	
SPS	simple partial seizure	単純部分発作
S-P shunt	subdural-peritoneal shunt	硬膜下-腹腔短絡術
SR	superior rectus muscle	上直筋
SRS	stereotactic radiosurgery	定位的放射線治療
SSI	surgical site infection	手術部位感染
SSP	spastic spinal paralysis	痙性脊髄麻痺
SSPE	subacute sclerosing panencephalitis	亜急性硬化性全脳炎
SSRI	serotonin selective reuptake inhibitor 選択的セロトニン再取り込み阻害薬	
SSS	superior sagittal sinus	上矢状静脈洞
ST	speech therapy	言語療法
STA	superficial temporal artery	浅側頭動脈
STA-MCA anastomosis	superficial temporal artery-middle cerebral artery anastomosis 浅側頭動脈-中大脳動脈吻合術	
STA-SCA anastomosis	superficial temporal artery-superior cerebellar artery anastomosis 浅側頭動脈-上小脳動脈吻合術	
Stereo	stereotaxic surgery	定位脳手術
STNR	symmetrical tonic neck reflex	対称性緊張性頸反射
SRT	stereotactic radiotherapy	定位放射線照射

T	
T1WI	T1-weighted image　T1強調画像
T2WI	T2-weighted image　T2強調画像
TCD	transcranial Doppler　経頭蓋超音波ドプラー
TENS	transcutaneous electrical nerve stimulation 経皮的電気神経刺激
TES	therapeutic electrical stimulation　治療的電気刺激
TGA	transient global amnesia　一過性全健忘
TH	thalamic hemorrhage　視床出血
Th	thoracic nerve　胸神経
TIA	transient ischemic attack　一過性脳虚血発作
TL	temporal lobe　側頭葉
TLR	tonic labyrinthine reflex　緊張性迷路反射
TMS	transcranial magnetic stimulation　経頭蓋磁気刺激法
TN	trigeminal nerve　三叉神経
t-PA	tissue plasminogen activator 組織プラスミノーゲンアクチベータ
TPD test	two point discrimination test　2点識別テスト
TSE	transmissible spongiform encephalopathy　伝達性海綿状脳症
TSS	transsphenoidal surgery　経蝶形骨洞下垂体手術
U・V	
UMNL	upper motor neuron lesion　上位運動ニューロン障害
VA	vertebral artery　椎骨動脈
VaD	vascular dementia　血管性認知症
VAG	vertebral angiography　椎骨動脈撮影
VA-PICA	vertebral artery posterior inferior cerebellar artery aneurysm 椎骨後下小脳動脈分岐部動脈瘤
V-A shunt	ventriculoatrial shunt　脳室心房シャント
VBA	vertebrobasilar artery　椎骨脳底動脈
VBI	vertebrobasilar insufficiency　椎骨脳底動脈循環不全
VE	videoendoscopic evaluation of swallowing　嚥下内視鏡検査
VEP	visual evoked potential　視覚誘発電位
VF	videofluoroscopic examination of swallowing　嚥下造影検査
VF	visual field　視野
VG	ventriculography　脳室造影
VMC	vasomotor center　血管運動中枢
VNS	vagal nerve stimulation　副交感神経刺激法
V-P shunt	ventriculoperitoneal shunt　脳室腹腔シャント
VVR	vasovagal reaction　血管迷走神経反応
W	
WAB	Western Aphasia Battery　WAB失語症検査

索引

数字・欧文

α₁遮断薬	111
β遮断薬	111
0-10スケール	40
5-HT₂拮抗薬	105
ACE阻害薬	110
ACTH産生腫瘍	53
ADL評価	37
AIUEO TIPS	14
ALS	64
ALSアルゴリズム	72
ARB	110
Barthelインデックス	37
BLSアルゴリズム	71
BPS	41
BPSD	57
CAS	82
CDR	62
COMT阻害薬	108
COX-1阻害薬	105
CRT	16
DESIGN-R深さ分類	93
DRPLA	67
DVT	89
D-マンニトール	106
FIM	38
FXa阻害薬	105
GCS	15
HDS-R	61
JCS	15
K式スケール	95
Logemannの誤嚥の分類	35
L-Pシャント	83
L-ドーパ	108
MMSE	60
modified NIHストロークスケール	46
mRS	47
NPUAP分類	93
NRSスケール	40
NSAIDs	105
OHスケール	96
Ommayaリザーバー	84
PDE3阻害薬	105
PTA	78
ROMエクササイズ	98
RSST	35
rT-PA	48, 78, 106
Simpson分類	52
T字杖	101
VAS	40
V-Aシャント	83
VE	35
VF	35
V-Pシャント	83

あ

あえぎ呼吸	17
亜急性頭痛	42
アキレス腱反射	23
足クローヌス	23
アテローム血栓性脳梗塞	44, 47
アナフィラキシーショック	76
アヒル歩行	31
荒木の分類	49
アルキル化薬	111
アルツハイマー型認知症	58
アルテプラーゼ静注療法	78
アンジオテンシンⅡ受容体拮抗薬	110
アンジオテンシン変換酵素阻害薬	110
アンダードレナージ	83

い

意識障害	14, 16
異常呼吸	17
異常歩行	31
痛みの刺激	15
痛みのアセスメント	40
痛みの分類	41
位置覚	22
一次性頭痛	42
一過性脳虚血発作	44
植込み型脳脊髄液リザーバ	84
ウロキナーゼ	106
ウロキナーゼ製剤	48
運動性失語	55
運動の中止基準	97
運動麻痺の種類	27

え

円蓋部骨折	49
円かき歩行	31
嚥下後誤嚥	35
嚥下前誤嚥	35
嚥下造影検査	35
嚥下中誤嚥	35
嚥下内視鏡検査	35
嚥下のスクリーニングテスト	35
嚥下の精査検査	35

お

大振り歩行	102
オーバードレナージ	83
オピオイド	109
温度覚	22

か

外側後頭下開頭	80
改訂長谷川式簡易知能評価スケール	61
改訂水飲みテスト	35
開頭血腫除去術	79
開頭術	79
下顎反射	23
踵叩き試験	29
下肢装具	104
下肢バレー徴候	25
下垂体腺腫	52, 53
下腿三頭筋	25
片麻痺	27
カナディアンクラッチ	101
カルシウム拮抗薬	110
簡易精神状態検査	60
簡易表現スケール	40
感覚性失語	55
間欠的空気圧迫法	89
感染経路別対策	88
感染性ショック	76
感染対策	85
間代性痙攣	77
観念運動失行	54
観念失行	54
陥没骨折	49
顔面肩甲上腕型筋ジストロフィー	70

き

キサントクロミー	32
機能性頭痛	42
機能性腺腫	53
機能的自立度評価表	38
基本肢位	90
キャピラリーリフィリングタイム	75
急性硬膜外血腫	50
急性硬膜下血腫	50
急性頭痛	42
急性非交通性水頭症	51
急変対応	71
橋・延髄出血	45
仰臥位のポジショニング	91
協調運動	29
強直性痙攣	77
胸椎装具	103
共同偏視	17

125

虚血性脳卒中　44
ギランバレー症候群　68
筋萎縮性側索硬化症　64
緊急薬剤　73
筋ジストロフィー　64
筋疾患　63,70
緊張性頸反射　90
筋トーヌス　25

く
空気感染　88
クッシング病　53
クモ膜下出血　44,45
グラスゴーコーマスケール　16
グリオーマ　13
クローヌス　24

け
痙性片麻痺歩行　31
痙性対麻痺歩行　31
経蝶形骨洞手術　81
頸椎装具　103
頸動脈ステント留置術　82
経皮的血管形成術　82
経皮的血行再建術　82
頸部屈曲　20
頸部伸展　20
傾眠　14
痙攣発作　77
血管強化薬　107
血管性認知症　57
血栓症対策　89
血栓溶解術　82
血栓溶解薬　106
血栓溶解療法　48,78
ケルニッヒ徴候　29
減圧　96
健側共同偏視　15
見当識　15
腱反射　20
健忘失語　55

こ
降圧薬　110
降圧利尿薬　110
交感神経抑制薬　111
抗癌薬　111
抗凝固薬　105
抗凝固療法　48,89
後屈　20
抗痙攣薬　106
抗血小板薬　105
抗血小板療法　48
抗コリン薬　108
高次脳機能障害　54
交代性片麻痺　27
交通性水頭症　51

後頭開頭　80
行動症状　57
抗トロンビン薬　105
抗認知症薬　107
抗脳浮腫療法　48
抗パーキンソン薬　108
項部硬直　29
抗プラスミン薬　107
硬膜外ドレナージ　84
硬膜下ドレナージ　84
誤嚥　34
小刻み歩行　31
小振り歩行　102
昏睡　14
昏迷　14

さ
座位耐性訓練　97
三角筋　20
3-3-9度　15
3点歩行　102
散瞳　17
3動作歩行　102

し
視覚失認　54
四肢麻痺　26
歯状核赤核淡蒼球ルイ体萎縮症　67
視床出血　44
ジスキネジア　26
ジストニア　25
姿勢　30
姿勢反射　90
肢節運動失行　54
持続的吸息呼吸　17
肢帯型　70
膝蓋腱反射　23
失語　54,56
失行　54,56
失語症　55
失調性呼吸　17
失認　54,56
しゃがみ立ち　30
ジャパンコーマスケール　15
シャント術　83
重症筋無力症　66
周辺症状　57
手回外試験　29
手回内試験　29
縮瞳　17
手根屈筋群　20
手根伸筋群　20
手指衛生　87
手術創の清浄度分類　85
手術部位感染　85

出血性ショック　76
出血性脳卒中　44
術後ドレナージ　84
手背屈装具　104
循環血液量減少性ショック　76
除圧　96
障害高齢者の日常生活自立度（寝たきり度）判定基準　39
掌圧　17
症候性頭痛　42
上肢装具　103
上肢バレー徴候　25
上腕三頭筋　20
上腕三頭筋反射　23
上腕二頭筋　20
上腕二頭筋反射　23
褥瘡　92
褥瘡の観察ポイント　94
褥瘡の好発部位　92
褥瘡の深さ分類　93
褥瘡予防　95
触覚　22
触覚失認　54
ショック　75
ショックスコア　75
ショックの5P　75
除脳硬直　17
除皮質硬直　17
心因性疼痛　41
侵害受容性疼痛　41
神経筋疾患　63
神経筋接合部疾患　63,69
神経原性ショック　76,
神経膠腫　52,53
神経支配　19
神経障害性疼痛　41
神経障害性疼痛スクリーニング質問票　41
神経鞘腫　52
神経内視鏡手術　81
神経変性疾患　63
心原性ショック　76
心原性脳梗塞　44,47
振戦　26
身体失認　54
振動覚　22
心肺蘇生　71
心肺停止バイタルサイン　74
深部感覚　22
心理症状　57

す
髄液検査　32

垂足歩行	31	
水頭症	51	
髄膜刺激症状	29	
髄膜腫	52	
頭蓋咽頭腫	53	
頭蓋骨骨折	49	
頭蓋内圧	13	
頭蓋内圧降下薬	106	
頭蓋内圧亢進	13, 79	
頭蓋内出血型	49	
すくみ足歩行	31	
頭痛	42	

せ
正常圧水頭症	51
正中後頭下開頭	80
成長ホルモン産生腫瘍	53
静的迷路反射	90
脊髄小脳変性症	67
脊髄と支配筋	19
摂食嚥下障害	34, 36
接触感染	88
前屈	20
前脛骨筋	20
全失語	55
前頭側頭開頭	80
前頭側頭型認知症	59
せん妄	14, 112, 113
せん妄の前兆	113
せん妄のマネジメント	113

そ
造影剤副作用	33
側臥位のポジショニング	91
測定障害	29
側頭開頭	80

た
体圧の管理	96
体圧分散マットレス	96
体位変換	96
体幹装具	103
対光反射	17
代謝拮抗薬	111
対称性緊張性頸反射	90
大腿屈筋群	21
大腿四頭筋	21
脱髄疾患	63, 68
多点杖	101
短下肢装具	104
単純型	49
弾性ストッキング	89
短対立装具	103
単麻痺	27

ち
チエノピリジン誘導体	105

チェーン・ストークス呼吸	17	
チャドック反射	24	
注意障害	55, 56	
中核症状	57	
中枢神経性過呼吸	17	
聴覚失認	54	
長下肢装具	104	
長対立装具	103	
超皮質性運動失語	55	
超皮質性感覚失語	55	
超皮質性混合型失語	55	
腸腰筋	20	

つ
対麻痺	27
痛覚	22
つぎ足歩行	30

て
低髄液圧症候群	32
手袋・靴下型	22
デュシェンヌ型	70
デルマトーム	22
転移性脳腫瘍	53
テンシロンテスト	69
転倒後症候群	100
伝導失語	55
転倒不安感	100
転倒予防	99

と
瞳孔不同	17
橈骨反射	23
頭部外傷	49, 50
動揺性歩行	31
徒手筋力テスト	20
突進歩行	31
ドパミン受容体作動薬	108
ドパミン分泌(遊離)促進薬	108
トレムナー反射	24
トレンデレンブルグ歩行	31
トロンビン直接阻害薬	105
トロンボキサン合成酵素阻害薬	105

に
二次性頭痛	42
2点歩行	102
2動作歩行	102
鶏歩行	31
認知症	57
認知症のある高齢者の日常生活自立度判定基準	39
認知症のスクリーニング	60, 61

の
脳血管カテーテル	33
脳血管造影	33
脳血管内治療	82
脳梗塞	44, 47, 48
脳挫傷	49, 50
脳挫傷型	49
脳室-心房シャント	83
脳室ドレナージ	84
脳室-腹腔シャント	83
脳出血	44
脳出血治療薬	107
脳腫瘍	52
脳循環・代謝改善薬	107
脳神経	18
脳震盪型	49
脳脊髄液	7
脳槽ドレナージ	84
脳卒中の分類	44
脳動脈瘤	45
脳動脈瘤内コイル塞栓術	82
脳内血腫	49, 50
脳内出血	44, 45
脳浮腫	48
脳ヘルニア	13, 49
脳保護薬	106
脳保護療法	48
ノルアドレナリン前駆物質	108

は
背屈	20
パーキンソン病	64, 65
パーキンソン歩行	31
はさみ足歩行	31
把持装具	104
白金製剤	111
鼻指鼻試験	29
バビンスキー反射	24
バリズム	26
バレー徴候	25
半昏睡	14
半側空間無視	54
ハント-コスニックの分類	45
反復拮抗運動	29
反復唾液嚥下テスト	35

ひ
被殻出血	45
非機能性腺腫	53
非交通性水頭症	51
膝クローヌス	24

皮質下出血 45	**へ**	**や**
微小管阻害薬 111	ペインスケール 40	薬剤性パーキンソニズム 65
非対称性緊張性頸反射 90	片頭痛治療薬 109	ヤコビー線 32
ビタミンK依存性凝固因子合成阻害薬 105	**ほ**	**ゆ**
ピック病 59	防護用具 87	遊脚相 101
皮膚感覚帯 22	歩行 30	指鼻指試験 29
腓腹筋 21	歩行器 102	**よ**
飛沫感染 88	歩行周期 101	腰椎穿刺 32
非麻薬性鎮痛薬 109	歩行補助具 101	腰椎-腹腔シャント 83
表在感覚 22	ポジショニング 90	4点歩行 102
表在反射 22	母指対立筋 20	**ら・り**
標準予防策 87	ホフマン反射 24	ラクナ梗塞 44, 47
病側共同偏視 17	ホーエンエン・ヤールの分類 65	立脚相 101
病的反射 24	**ま**	リハビリテーションの中止基準 97
ふ	マチャドジョセフ病 67	良肢位 90
フェイススケール 40	末端肥大症 53	両側前頭間頭 80
副腎皮質刺激ホルモン産生腫瘍 53	松葉杖 101	**れ**
腹壁反射 21	松葉杖歩行 102	レニン阻害薬 111
不随意運動 26	麻素 27	レビー小体型認知症 59
舞踏様運動 26	マン試験 30	レボドパ 65, 108
フードテスト 45	慢性交通性水頭症 51	**ろ・わ**
フリードライヒ失調症 67	慢性硬膜下血腫 50	ロフストランドクラッチ 101
ブルジンスキー徴候 29	慢性頭痛 42	ロンベルグ試験 30
ブルンストロームの回復ステージ 28	**み**	腕橈骨筋反射 23
ブレーデンスケール 95	ミオクローヌス 26	
プロスタグランジン製剤 105	ミンガッツィーニ徴候 25	
	む・も	
	無ус 14	
	モノアミン酸化酵素阻害薬 108	

参考文献

日本褥瘡学会編.褥瘡予防・管理ガイドライン.照林社,2009.
合同研究班参加学会(日本循環器学会,日本医学放射線学会,日本胸部外科学会他).循環器病の診断と治療に関するガイドライン(2008年度合同研究班報告)肺血栓塞栓症および深部静脈血栓症の診断,治療,予防に関するガイドライン(2009年改訂版).
http://www.j-circ.or.jp/guideline/pdf/JCS2009_andoh_h.pdf
大井静雄編著.エキスパートナース・ハンドブック 脳神経外科ケア.照林社,2010.
日本蘇生協議会,日本救急医療財団監.JRC蘇生ガイドライン2010.へるす出版,2011.
髙橋伸明.やさしくわかる脳神経外科.照林社,2011.
日本脳卒中学会脳卒中医療向上・社会保険委員会rt-PA(アルテプラーゼ)静注療法指針改訂部会.rt-PA(アルテプラーゼ)静注療法適正治療指針第二版.http://www.jsts.gr.jp/img/rt-PA02.pdf
種池禮子,岡山寧子編.スキルアップパートナーズ ヘルス・フィジカルアセスメント.照林社,2012.
道又元裕監,塩川芳昭,星恵理子,阿部光世編.見てわかる脳神経ケア看護手順と疾患ガイド.照林社,2012.
エキスパートナース編集部.看護に使える数値・指標まとめてブック.照林社,2013.
(発行年順)

豆チョコ　脳神経ケア

2014年5月28日　第1版第1刷発行
2018年7月10日　第1版第4刷発行

監修者　氏家　弘
発行者　有賀　洋文
発行所　株式会社 照林社
　　　　　〒112-0002
　　　　　東京都文京区小石川2丁目3-23
　　　　　電話　03-3815-4921（編集）
　　　　　　　　03-5689-7377（営業）
　　　　　http://www.shorinsha.co.jp/
印刷所　共同印刷株式会社

- 本書に掲載された著作物（記事・写真・イラスト等）の翻訳・複写・転載・データベースへの取り込み、および送信に関する許諾権は、照林社が保有します。
- 本書の無断複写は、著作権法上の例外を除き禁じられています。本書を複写される場合は、事前に許諾を受けてください。また、本書をスキャンしてPDF化するなどの電子化は、私的使用に限り著作権法上認められていますが、代行業者等の第三者による電子データ化および書籍化は、いかなる場合も認められていません。
- 万一、落丁・乱丁などの不良品がございましたら、「制作部」あてにお送りください。送料小社負担にて良品とお取り替えいたします（制作部　0120-87-1174）。

検印省略（定価はカバーに表示してあります）
ISBN978-4-7965-2323-3
©Shorinsha/2014/Printed in Japan